JN111447

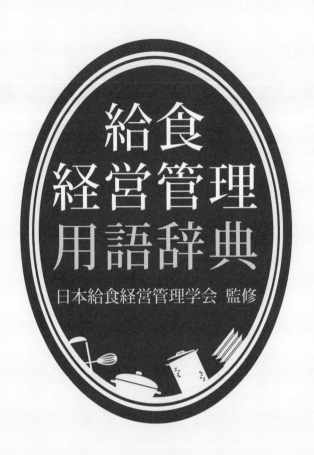

給食経営管理用語辞典

日本給食経営管理学会 監修

第一出版

第3版の発刊にあたって

　本用語辞典は、給食経営の実務者、管理栄養士・栄養士等の教育養成にかかわる研究者・教育者に使われる専門用語の統一と、正しい解説の構築を目指して2011年に出版されました。給食経営の環境は社会の経済状況、法的整備状況に応じて常に変化しています。また、この9年の間には健康日本21（第二次）における給食に関する中間報告とさらなる目標の設定、日本人の食事摂取基準の改定、管理栄養士国家試験出題基準（ガイドライン）の改定など、給食経営管理領域の教育・研究の環境もめまぐるしく変化してきました。初版をご活用いただいた皆様からは、解説内容についてご意見を賜り、用語の使用や解説を統一していくには多くの課題があり、まだ時間を要することを実感しています。

　社会での給食経営や運営の実務は、研究や教育より先行して変化しています。「給食経営管理論」は、多くの学問領域にまたがり、かつ融合するような領域にあり、時代や社会の変化に対応して常に革新が求められます。それゆえ、日本給食経営管理学会は実践（実務）と研究が交わりながら発展していかなければなりません。従って、用いられる用語やその解釈の統一は不可欠です。

　この度の見直しにより、新規に掲載した用語は39語、削除した用語は8語になります。中には表を用いてわかりやすくまとめたものもあります。しかし、英訳等も含めまだ課題は残されています。皆様に本用語辞典をご活用いただき、ご指摘、ご意見をいただきながら今後も実務と研究・教育に活用できるよう、内容の充実、向上を図るために、日本給食経営管理学会用語検討委員会は常設し継続的に活動していく予定です。お気づきの点がありましたら、日

本給食経営管理学会事務局までご指摘いただければ幸いです。

　今回の改訂は用語検討委員会の委員を中心として、初版でご執筆くださった会員の皆様にも再度ご協力をいただきました。この場をお借りして、ご協力いただきました皆様に厚く御礼申し上げます。

　最後に、本改訂にあたりご支援いただきました第一出版株式会社栗田茂社長に心より感謝申し上げます。

2020 年 8 月

日本給食経営管理学会用語検討委員会

　2000年の栄養士法改正により、「給食管理」は管理栄養士養成教育において「給食経営管理論」となり、また栄養士養成教育においては「給食の運営」に変わった。先んじて、2003年の健康増進法施行により、「集団給食施設」は「特定給食施設」として給食利用者の特性に応じた栄養管理が重視されるようになった。現在、給食は利用者の栄養管理を目的に、提供する食事の品質管理の重要性が強調されるとともに、経営の効率化が求められている。また、給食の運営もそれを専門とする企業にアウトソーシングすることが主流となり、ビジネスとして給食をとらえるようになっている。こうした中で、給食にかかわる管理栄養士・栄養士には、栄養学、実践栄養学の知識と技術のみならず、経営学、経済学などの知識や技術を用いた実践活動が求められている。

　給食経営管理学会は、給食施設で働く管理栄養士・栄養士、その教育養成に携わる研究者、給食経営の実務者を会員とし、栄養・食事管理及び経営管理・生産管理の理論や手法を取り入れた独自の学問体系の構築を目標に設立、活動を行ってきた。給食経営管理の研究とは、何を目標に、どのような手法を用いて行うべきか、会員の多くは日々悩んでいる未成熟な状態である。

　「給食経営管理論」は、多くの学問領域にまたがり、かつ融合するような領域であり、時代や社会の変化に対応して革新が求められるものである。よって用いる専門用語は、多様で広範な内容が求められるとともに、変化していく。しかし残念ながら、現時点は経営学、経済学で用いられている用語の不十分な解釈や変化への対応が不十分であることなどから、使い方の差違が生じ、教育の場、実践

の場、そして研究の場の混乱につながっている。

　そこで、給食経営管理学会では、統一した用語と正しい解説の構築を目指し、約3年をかけ検討を重ねてきた。本書は、現時点でのまとめであるが、発展途上である。

　執筆は、学会員を中心にご協力をいただいた。英訳は、海外における給食経営管理経験者への依頼と文献との照合などによって完成を目指したが、今回、確実なもののみを選択し、曖昧な英訳やいわゆる和製英語は掲載を避けることとした。

　この場を借りて、貴重なお時間を割いてご執筆の労をおとりくださった会員の皆様には厚く御礼申し上げるとともに、限られた紙面で読者にわかりやすくする必要性から、あえて省略・整理した経緯があったことを幾重にもお詫び申し上げ、お許しくださるようお願い申し上げたい。

　完璧な内容を求めることが困難な状況で、あえて本辞典の発刊を遂行することによって、新たな一歩を踏み出す布石としたい。

　皆様からご指摘、ご意見をいただきながら、今後一層の内容の充実と向上を約するものである。

　最後に、本辞典をまとめるにあたり献身的にご支援いただいた第一出版株式会社加藤友昭社長をはじめ、井上由香様、郡司佳津子様に心より感謝申し上げます。

2011 年 11 月

日本給食経営管理学会用語検討委員会

目　次

(検討委員・執筆者（五十音順）)

凡 例

本 文

給食システム
きゅうしょくしすてむ

food service system

　給食施設における食事提供のための施設・設備を含む、生産（調理）・提供するための組織、方式、方法などの体系。

　給食の運営にかかわる管理業務である各サブシステムが個々に機能するとともに、それぞれのサブシステムが関連し機能するようにトータルシステムとして形作られたもの。

＝**トータルシステム**
→サブシステム
＃フードサプライ

見出し語：
給食経営管理の教科書を中心に参考にした。

英訳：
各見出し語に英語を付した。我が国独自のものは、その見出し語を説明する内容とした。

重要語

＝は**同義語**、→は本書掲載語、＃は関連キーワードを表す。

索 引

見出し語として解説のあるページ。

重要語として掲載されているページ。

索　引

索引

お

か

さ

し

ひ

1 給食

給食用語は、栄養学、医学、食品学、経営学等、多くの学問領域にまたがり、社会生活や産業と深くかかわりながら、実践的に広く用いられる。管理栄養士・栄養士がかかわる視点で核となる用語をまとめた。

栄養士
えいようし

dietitian

　栄養士の名称を用いて栄養の指導に従事することができる専門職であり、人の食生活の営みを、健康と食べ物の関係から支援することを専門とする。栄養士法に定められた資格であり、都道府県知事から栄養士免許を受ける。

　栄養士の資格を有する者が行うべき業務として、各種特定給食施設における食事提供の運営管理業務がある。施設の種類と提供する食数規模によって栄養士の配置が義務づけられており、健康増進法及び各給食施設の根拠法によって規定されている。

栄養士配置規定
えいようしはいちてい

dietitian placement criteria

　保健・医療・福祉に関係する法令による、栄養士免許を有する者についての配置の定め。

　特定多数の人に食事を提供するためには、食事を利用する人々の栄養管理、提供する食事の衛生管理は不可欠である。そのため、栄養政策として健康増進法及び給食施設の種類に応じた関係法令によって、栄養士の配置とその人数を定めている。

管理栄養士
かんりえいようし

registered dietitian

　管理栄養士の名称を用いて栄養の指導に従事することができる専門職である。栄養士法に定められた資格であり、国家試験の合格をもって、厚生労働大臣から管理栄養士免許を受ける。管理栄養士は、栄養士の資格を有することが前提の資格である。

　栄養士法で定義する栄養の指導は、傷病者に対する療養のため必要な栄養の指導、個人の身体状況、栄養状態等に応じた高度の専門的知識及び技術を要する健康の保持増進のための栄養の指導、特定多数人に対して、継続的に食事を供給する施設における利用者の身体の状況、栄養状態、利用の状況等に応じた特別の配慮を必要とする給食管理及びこれらの施設に対する栄養改善上必要な指導等である。栄養士と同様に、人の食生活の営みを健康と食べ物の関係から支援することを専門とする。栄養士以上に高度な専門的知識や技術を備え、対象者や対象者の規模に応じた適切な栄養管理の実施に関したマネジメント能力を有する。

管理栄養士配置規定
かんりえいようしはいちてい

registered dietitian placement criteria

　保健・医療・福祉に関係する法令による、管理栄養士免許を有する者についての配置の定め。特定給食施設における管理栄養士の配置規定は、栄養士

配置規定と同じく関係法令によって定められている。管理栄養士の必置規定は、健康増進法第21条第1項、同法施行規則第7条である。

給食

きゅうしょく

institutional food/meal service

特定集団を対象にした栄養管理の実施プロセスにおいて食事を提供すること及び提供する食事を指す。

特定集団には、その枠組みを決定する事業・組織が存在する。例えば保育所、学校、事業所、病院などであり、児童生徒を対象とした学校給食、入院患者を対象とした病院給食などが該当する。

なお、これらは（公財）食の安全・安心財団附属機関外食産業総合調査研究センターが行う外食産業統計調査において、給食主体部門の中の集団給食に分類される。一方、飲食店、宿泊施設等での食事提供は、営業給食に分類される。すなわち、広義には、不特定多数の人々に提供する食事も給食に含まれる。また、日本産業標準分類において、集団給食は料理品小売業に分類される。

給食管理

きゅうしょくかんり

food service management

給食の運営を管理すること。すなわち、給食（食事）内容の決定から調理（生産）、提供、消費（摂取）、評価まででを、法を遵守しながら運営すること。そのために、給食の運営における管理項目に加え、献立管理、食材料管理、品質管理、人事・労務管理、財務管理など、必要な管理業務を明確にして、組み立て（システム化）、それを機能させるために必要な資源（人、物、金、設備、方法、情報）を管理する。

給食経営管理

きゅうしょくけいえいかんり

food service management

給食利用者の適正な栄養管理を目的に、給食施設において給食の運営を事業として営むこと。また、その運営のための仕組みを機能させるために必要な手段を組織的にシステム化し動かしていくこと。栄養管理を実施するためのシステムと給食の運営のためのシステムを統合したシステム構築が求められる。なお、このシステムを動かすための資源（人、物、金、設備、方法、情報）を管理し、総合的にマネジメントしていくことを含む。

組織体の評価は、利用者のQOL（quality of life：生活の質）、健康状態、受けたサービスに対する満足度と、そのために用いた資源の効率的・効果的な活用状況から行う。

給食経営システム

きゅうしょくけいえいしすてむ

institutional food (meal) service
management system

　給食施設の安定経営を目的に、施設
サービスの目標に合わせた利用者便益
（健康維持や満足など）の高い食事と
サービスの提供を実現するための仕組
み。施設の経営理念や経営目標に沿っ
て、人・物・資金を機能させるために
方針や方法を定め、リーダーやマネジ
メントチームなどを配置し、従業員の
動機づけを行い、組織を構成し、経営
的視点から各業務を管理するシステ
ム。営利・非営利組織を問わず、赤字
を出さない安定収支を確保すること
が、良いサービスの実現を可能にす
る。セントラルキッチンやレディフー
ドシステムなどの生産システムは、経
営やサービスの質などと切り離せな
い。給食経営システムの範囲は、主に給食
部門を指すことが多いが、給食施設の
事業体全体の経営を指す場合もある。
＝給食マネジメントシステム

給食システム

きゅうしょくしすてむ

food service system

　給食施設における食事提供のための
施設・設備を含む、生産（調理）・提
供するための組織、方式、方法などの
体系。
　給食の運営にかかわる管理業務であ
る各サブシステムが個々に機能すると
ともに、それぞれのサブシステムが関

連し機能するようにトータルシステム
として形作られたもの。
＝トータルシステム
→サブシステム

給食の運営

きゅうしょくのうんえい

food service operation

　給食を提供するための計画、実施、
評価、改善の一連の行為を行う組織を
働かせること、動かすこと。具体的な
調理（生産）方法と提供方法をシステ
ムとして明らかにし、それに合わせた
作業方法・手順を示すことを含む。特
に、生産（調理）管理、提供管理、衛
生管理、施設・設備管理が中心となる。

サブシステム

subsystem

　給食システム全体の中で、機能単位
に分割された管理業務の1つひとつを
指す。給食の場合、組織管理、危機管
理、人事・労務管理、会計・原価管
理、施設・設備管理、栄養・食事管
理、献立管理、食材管理、生産管理、
品質管理、衛生管理、提供・販売管
理、顧客管理が挙げられる。
→給食システム

システム

system

　複数の要素が互いに関係し合い、統
一したルールでつながり集合した組織
または体系及び仕組みなどのこと。

小規模特定給食施設

しょうきぼとくていきゅうしょくしせつ

small scale food service facility

健康増進法施行規則で定められた、継続的に1回100食以上または1日250食以上の食数規模に満たない給食施設であって、都道府県、政令市、特別区などの行政単位で、栄養管理が必要と判断された施設。都道府県、政令市、特別区などの行政単位で、食数規模や名称は異なっている。

特定給食施設

とくていきゅうしょくしせつ

specific food service facility

健康増進第20条に規定されている。特定かつ多数の者に対して継続的に食事を供給する施設のうち、栄養管理が必要なものとして厚生労働省令（健康増進法施行規則）で定めたもの。厚生労働省令で定めた特定給食施設とは、継続的に1回100食以上、または1日250食以上の食事を供給する施設である。

特定給食施設の設置者には、栄養管理の基準に従って、給食利用者の栄養管理を行うことが義務づけられている。

モニタリング

monitoring

システムを管理する方法の1つ。目標や計画に沿って物事が遂行されているか、または変化しているかを観察、確認すること。

給食の栄養管理では、集団や個人の健康状態や環境状況の変化を確認することを目的に、栄養介入計画に沿っているかについて、対象者の観察や確認を行うために経時的に観察や測定を行い、データを取り、記録すること。

衛生管理では、HACCPシステムの中で重要管理点（CCP）が管理基準に沿っているかを監視する意味になる。

2 　経営管理

経営管理、経済学、マーケティング論、人事・労務管理、原価管理に関する重要な数ある用語のうち、給食のマネジメントに関連した用語をまとめた。

4P

よんぴー

4Ps of Marketing

1960年に米国のマーケティング学者のE. J. マッカーシーが発表した、マーケティングの機能であるProduct（商品・サービス）、Place（流通、立地）、Promotion（販売促進）、Price（価格）の4つのPの頭文字を示したもの。

9F

きゅうえふ

9Fs of Marketing

マーケティングを計画し、実行するに当たって必要となる9つの機能（技術・道具）。リサーチ、商品・サービス、流通、広告、販売促進、営業、情報、物流、価格のこと。食品メーカー、卸・小売業でマーケティングを進めるにあたって有効とされている。

M&A

えむあんどえー

Mergers and Acquisitions

複数の合併（merger）と買収（acquisition）を組み合わせた略語。新しい市場・事業への参入や経営不振な企業の救済、既存市場での占有率（シェア）アップ、グループ企業の再編・統合を目的に実施される。複数の企業が一つに統合する。

PFI

ぴーえふあい

Private Finance Initiative

社会福祉施設、医療施設、教育文化施設、廃棄物処理施設などの公益施設や道路、鉄道、港湾、空港、河川、公園などの公共施設などの設計・建設・運営管理・改修などの公共事業を、民間の資金・経営ノウハウ・技術などを活用して行うこと。給食では、公立病院、学校給食における共同調理場の建設及び運営に採用されている。

PS

ぴーえす

Personal Satisfaction

提供された商品やサービスが個人の客（個客）の期待を満たしている程度のこと。

アイドマ

AIDMA（attention, interest, desire, memory, action）

消費者の購買決定過程を5つの段階に分けて説明したもの。attention（注意）→ interest（興味・関心）→ desire（欲求）→ memory（記憶）→ action（行動）の過程があり、この頭文字をとったもの。

委託

いたく

consignment, entrustment

事業主が他者（社）に依頼して代わりに業務を実行してもらうこと。経営戦略の手法として業務の一部または全部を外部に委託することをアウトソーシングという。

委託給食

いたくきゅうしょく

food service on consignment contract, contract catering

給食施設において、給食運営の一部または全部を外部の専門会社に任せること。

法令によって、各給食分野ごとに委託が認められる業務範囲が異なる。委託給食は委託、受託者間で契約を交わす。

委託契約業務の範囲については全面委託と部分委託がある（**表 2a**）。委託には業者委託、準委託、協同組合等がある（**表 2b**）。

委託契約書

いたくけいやくしょ

consignment contract, entrustment agreement

委託決定時に、委託、受託者間で取り交わす基本的な約束ごとを文書化したもの。契約の詳細については「覚書」、「確認事項書」を作成する。

給食業務の契約書には以下の項目を盛り込む。①施設名、②委託業務の内容、③貸与設備の内容と管理、④経費の負担区分、⑤食事の内容（種類、金額、提供時間）、⑥衛生管理と事故責任、⑦秘密漏洩の禁止、⑧検査、報告義務、⑨疑義発生時の協議事項、⑩契約解除事項、⑪契約期限等。

表 2a　委託契約業務範囲

全面委託	栄養食事管理、生産管理、人事管理など給食運営業務全般を委託すること。
部分委託	食材管理、調理、洗浄、清掃などの業務を部分的に委託すること。業務内容により、管理部分のみを委託する管理委託と管理部分を除いた労働業務のみを委託する労務委託がある。

表 2b　委託の種類

業者委託	給食の専門会社に委託すること。
準委託	子会社、系列会社、関連団体等に委託すること。
協同組合	地域または同業者による協同出資組合に委託すること。

委託契約方式

いたくけいやくほうしき

types of consignment contract,
contract catering

①経費による分類と、②業務による分類がある。①については、食単価契約と管理費契約の２つの方式があり、その内容及び委託者、利用者の負担区分は契約により定める（表2c）。また、欧米ではさらに委託契約の方法が業務内容により細分化されており、マネジメントフィー契約、コンサルティングフィー契約、フードサプライフィー契約、テクニカルフィー契約、メニュープランニングフィー契約などがある（表2d）。

イニシャルコスト

initial cost

給食施設・設備・運営システムソフト等を新規に導入・構築する際に投入した経費の総称。イニシャルコストのうち、固定資産は減価償却の対象となり、減価償却資産といわれる。減価償却資産は、通常、法で定められた年数に応じた金額が会計年度ごとに取得原価から徐々に減価償却法（会計・減価償却法）に基づき減額される。
→減価償却

ウォンツ

wants

ニーズを満たすために求める感情。「～が欲しい」、「～がしたい」というように、ニーズが具体的に表現された製品、サービスを求める欲求。
→ニーズ

表 2c　経費による委託契約方式

食単価契約	食事単価を決めて契約する方式。
管理費契約	食事単価を食材料費と管理費*に区分して契約する方式。

注）*管理費は人件費、保健衛生費、現場経費、本社経費などであるが、詳細は施設ごとの契約条件により異なる。

表 2d　業務内容による委託契約方法

マネジメントフィー契約	給食会社から管理部門の専門家が、委託側または受託側の人材を使って、運営管理業務全般の業務指導を行う。
コンサルティングフィー契約	給食経営全体のコンサルティングを行う。
フードサプライフィー契約	食材の購買、管理業務の指導、管理を行う。
テクニカルフィー契約	新システムの導入や最新の知識・技術などを要する施設で、システムの計画から実施までの指導や管理の手法など、業務の指導を行う。
メニュープランニングフィー契約	マスターメニューを基本に治療食への展開など、特殊な献立・レシピ作成に関して業務指導を行う。

運営管理
うんえいかんり

operation management

業務を円滑かつ効率的に行うことができるように、設備、人材、情報などの観点から運用システムを構築し、また、組織機能を発揮させることができるように、現場の状況に合わせて実際の活動に具現化したり、組織をまとめて動かしていくこと。

ABC 分析
えーびーしーぶんせき

ABC analysis

多種の商品やサービスを取り扱う場合、重要度の高いものを管理するための手法であり、献立分析や在庫管理に用いることができる。商品の売上、材料の購入金額等を上位から並べ、累積構成比などを求め、A、B、Cの3グループに分ける分析法。一般的には構成比率（累積率）としてAグループ70〜75%、Bグループ75〜95%、Cグループ95〜100%と分類する。

エリアマーケティング

area marketing

全国を一律に捉えるのではなく、文化、風土、歴史的に特有の価値観や社会構造をもつ地域（エリア）ごとに、地域の特性に合わせて展開するマーケティング。

会計監査
かいけいかんさ

auditing, accounting audit

財務諸表を利用する利害関係者を除き、独立した第三者が、会計記録、会計行為を検査・評価して結果を意見として表明することにより、当該の財務諸表の信頼性を保証する業務のこと。証券取引法及び会社法において実施が求められている会計監査人・公認会計士によるものと、会社法において求められる監査役による会計監査とがある。
→財務諸表

価格戦略
かかくせんりゃく

pricing strategy

売上確保、利益確保、市場の競争、消費者の購買心理などのさまざまな条件を考慮し、決定した価格によって競争に勝っていこうとするマーケティング戦略。高価格戦略、低価格戦略などが代表的。

環境経営
かんきょうけいえい

environmental management

企業が持続的に発展していくために、地球環境と調和した経営を行っていくという概念。環境保全活動を促進するだけでなく、生産、調達、販売、財務などの経営のあらゆる場面で環境に配慮する経営を行うことで、企業の持続可能性を高める。例えば、ISO

14001 を取得し、既存の経営管理を融合することも環境経営の1つである。

監査役
かんさやく

auditor

　株主からの委任を受け、取締役がその職務を適正に執行しているかを調べる「業務監査」及び、会社の業績についての「会計監査」を行う職務を担う者。株主から取締役に対して訴追があった場合には、監査役が会社を代表して訴追を行う。

患者給食受託責任者
かんじゃきゅうしょくじゅたくせきにんしゃ

trusteeship management for patient food service

　病院給食の業務委託において病院と受託者間の運営を円滑化し、品質を安定、維持させるために、省令上配置が規定されている認定資格（医療法施行規則第9条の10）。(公社)日本メディカル給食協会が実施する厚生労働省認定講習を修了して取得する。

管理会計
かんりかいけい

management accounting, managerial accounting

　企業が意思決定を行うために、業績測定や業績評価を目的として計算されたもの。
　会社内の戦略立案、経営計画の策定、組織統制、価格決定等、会社内部の意思決定のための情報を提供する会計。財務会計の対義語である。
→財務会計

喫食者
きっしょくしゃ

customer

　給食施設を利用し、提供される食事を食べる人のこと。利用者。

キャッシュフロー計算書(C/F)
きゃっしゅふろーけいさんしょ（しーえふ）

cash flow statement

　企業の現金（手元現金、要求払い預金＝普通預金・当座預金等）と同等のもの（すぐ換金できる短期投資、例えば3か月の定期預金、譲渡性の預金等）の増減を表す計算書。資金の調達や運用状況を株主や利害関係者に提供するものであり、3つの活動区分に分けて表示される（表2e）。貸借対照表、損益計算書とともに重要な財務諸表である。C/Fとも呼ばれる。
→貸借対照表、損益計算書

給食業務受託事業者
きゅうしょくぎょうむじゅたくじぎょうしゃ

food service contractor

　給食を委託に出す施設設置者に対し、受託する側を指す。近年、委託給食をコントラクトフードサービスと呼び、給食業務受託事業者をコントラクターと称することがある。

表 2e　キャッシュフローの3種類

営業活動キャッシュフロー	営業活動によって生じるキャッシュで、本業でどれくらいの資金を稼いだかを見るもの。売上、仕入、経費等の収支。
投資活動キャッシュフロー	将来のための投資活動で、どのようにキャッシュを使ったり、生み出しているかを示すもの。土地や設備の購入、売却の収支。
財務活動キャッシュフロー	営業活動や投資活動以外の資金調達や返済に関わるキャッシュの増減を示すもの。借入金、社債発行などの収支。

給食市場

きゅうしょくしじょう

food(meal) service market

一般社団法人日本フードサービス協会は、毎年、外食産業市場規模推計値を公表している。この中で、給食市場を大きく、「営業給食市場」と「集団給食市場」に大別している。「営業給食市場」とは、不特定多数に食事を提供する、飲食店、宿泊施設などの市場であり、「集団給食市場」とは、特定多数に食事を提供する、事業所、病院、高齢者施設、学校、保育所などの市場である。

（業務）仕様書

（ぎょうむ）しようしょ

business specifications

業務委託契約書に「（業務）仕様書」として添付し、委託する業務の内容、実施条件、免責などに関する詳細な内容を定めたもの。具体的には、献立作成や発注、仕入、調理などの各業務の数量、価格、提供時間などや業務に関わる人材の資格要件など給食提供に関する委託者と受託者の役割分担と責任と権限を明確にしたもの。

クライアント

client

得意先、依頼主（人）、顧客のこと。患者を指すこともある。

→顧客

経営組織

けいえいそしき

management organization

経営の目標や目的を達成するために複数の人を集め、それぞれ役割を分担させ、相互に関係を保った秩序あるまとまりを構成すること。

組織の形態は経営の規模や活動内容に応じて、ライン組織、ラインアンドスタッフ組織、ファンクショナル組織、マトリックス組織、事業部制組織、プロジェクトチーム（タスクフォース）などに分けられる（表2f）。

経営評価

けいえいひょうか

management evaluation

経営実態を貸借対照表や損益計算書などの客観的財務指標や顧客満足の視点などから分析し、収益性、生産性、

表 2f 経営組織

ライン組織	●組織が目的とする業務に直接携わる部門をラインといい、命令系統がトップから底辺に直線でつながる組織。 ●単純な業務形態や、比較的に小規模の組織に適する。
ラインアンドスタッフ組織	●組織が目的とする業務に直接携わるライン部門と、ライン部門を支援する専門的な仕事や管理事項の支援に携わるスタッフ部門とが組み合わされる組織。 ●ラインは直接の命令系統に所属するが、スタッフは所属しない。
ファンクショナル組織	●組織を職能別に区分した組織。共通の活動にまとめられており、統制が図りやすく、管理範囲の拡大が可能である。 ●大きな組織で採用されることが多く、人事部、営業部、経理部などにより編成される組織がその例である。 ＝職能別組織
マトリックス組織	●地域別、商品別、業務別など、組織をマトリックスに分割し、再編化した組織。 ●複数の目標を同時達成するために異なる組織形態の内部を分割し、組み合わせた構造。例えば、地域別組織と商品別組織といった異なる軸をマトリックス的に組み合わせて編成したもの。 ●複数の上司が存在し、命令系統が複雑になる。
事業部制組織	●組織を地域別・商品別などに分割し、1つの独立した経営運営を図る組織として利益責任をもつ。独立採算。 ＝カンパニー制組織
プロジェクトチーム	●特別の任務を遂行するために、それぞれの組織・部署から専任のメンバーを選抜し、特定の期間に専従するチーム。 ＝タスクフォース

成長性、安定性などについて評価すること。経営評価指標には総資本利益率、マーケットシェアなどの定量的指標と顧客満足、企業イメージなどの定性的指標が用いられる。

経営に関する評価については**表2m**（p.28）を参照。

→貸借対照表、損益計算書、顧客満足

経営分析

けいえいぶんせき

management analysis

企業の経営者や管理者が自企業の経営状態を知るために（経営目的）、または金融機関、投資家、アナリスト、取引先等が自己の判断のために（投資目的）、主に決算書（貸借対照表、損益計算書、キャッシュフロー計算書、その他書類等）から経営を表す数値を分析すること。経営分析の対象となる

主たる項目は次のとおり。

ⅰ）収益性（売上高売上総利益率、売上高経常利益率、売上高当期利益率、売上高人件費率、労働分配率、労働生産性、1人当たり売上高、1人当たり人件費、損益分岐点等）

ⅱ）安全性（流動比率、当座比率、負債比率、固定比率、自己資本比率、経常収支比率、キャッシュフロー等）

ⅲ）生産性（労働生産性、設備生産性、付加価値分配率等）

ⅳ）成長性（売上高伸び率、経常利益伸び率、当期純利益伸び率、売上高研究費比率等）

ⅴ）総合性（1株当たり純資産・純利益、組織力の評価、役員・従業員の平均年齢、会社総合評価等）

→貸借対照表、損益計算書、キャッシュフロー計算書

経営理念

けいえいりねん

business philosophy,
company philosophy

　企業が経営を行うに当たって目指す方向、存在意義、使命などを表明したもの。創業者や経営者により示されることが多い。

軽減税率

けいげんぜいりつ

reduced tax rate

　消費税の引き上げに伴い、低所得者への配慮を目的として、特定の品目に対し、標準税率から軽減した税率のこと。酒類を除く飲食料品の受け渡し（テイクアウトや出前等）に適用されているため、食材の購入（仕入れ）は対象であるが、飲食料品の飲食を伴う外食やケータリング等の食事代は適用対象外となる。しかし、非課税とされている給食については、適用対象である。また、受託会社が行う調理等の業務は、飲食料品の受け渡しではないため、受託料または委託料は適用の対象外となる。軽減税率の適用対象を理解し、計数管理を行う必要がある。
＝複数税率

計数管理

けいすうかんり

management by figures

　勘や経験によってではなく、客観的計数（経営数字）によって科学的に行う経営管理のこと。

　給食経営管理においては、「売上管理」、「発注・在庫・棚卸」、「人件費・作業シフトの効率化・生産性」、「調理作業の各分析・レシピの作成」、「予算・損益管理」業務等に活用している。

決算

けっさん

closing

　企業が一会計期間の終わりに、当該期間の営業成績と期末の財政状況を、会計帳簿記録に集計・整理手続きを行うこと。

決算公告

けっさんこうこく

financial results announcements

商法が規定する決算開示の形態の1つで、官報または新聞等に掲載し、公にすること。開示内容は、大企業では貸借対照表と損益計算書またはそれらの要旨、その他の企業では貸借対照表またはその要旨。最近は、インターネットでの開示が多くなっている。

決算書

けっさんしょ

financial statement

一定期間の経営成績（営業成績）や財務状態（財政状態）を表にした書類。メインは「貸借対照表」、「損益計算書」、「キャッシュフロー計算書」の『財務3表』である。この3種類を合わせると、企業の実態がわかる。関係法規に、会社法、金融商品取引法、税法（法人税法）がある。

→貸借対照表、損益計算書、キャッシュフロー計算書

減価償却

げんかしょうきゃく

depreciation

経営活動において使用される建物や設備・機器類などの固定資産については、年々消耗して価値が減る。これを減価という。収益に対応して減価するように費用化することを減価償却という。通常、法定耐用年度に応じた金額が、会計年度ごとに取得原価から減価償却法（会計・減価償却法）に基づき減額される。減価償却の方法には定額法、定率法などがある。固定資産の法定耐用年度（使用年度）については、国税庁から耐用年数表が出ている。

平成19（2007）年度税制改正により、平成19年4月1日以降に取得する減価償却資産について償却可能限度額および残存価額が廃止され、形式的に備忘価格として1円まで償却することとされた。ソフトウエア、特許権などの無形固定資産については残存価格はなく、0円まで全額償却できる。

・定率法：当初の減価償却費が多く計上され、年々、減価償却費用が減っていく方法

減価償却費（年額）＝（取得原価−減価償却累計額)×定率法の償却率

・定額法：毎年同じ金額を減価償却費用として計上する方法

減価償却費（年額）＝（取得原価−残存価額)/耐用年数

→耐用年数

健康経営

けんこうけいえい

health and productivity management

健康管理を経営的視点から考え、従業員の健康管理者である経営者が従業員の健康管理を戦略的に実践することで、経営管理に成果を期待する経営手法。従業員の健康管理・健康づくりの推進は、医療費の節減のみならず、生産性の向上、従業員の創造性や企業イ

メージの向上等の効果が波及し、企業のリスクマネジメントにも寄与する。

広告
こうこく

public relations (PR), advertisement

企業、団体などが事業、活動内容を広く伝えることを広報・宣伝といい、そのうちの、テレビ、ラジオ、新聞、雑誌、インターネットなどの有料のマスメディアの媒体を使って、商品・サービス・事業などの認知・理解・購買促進を図るため、広く知らせること。マーケティング機能の1つ。
→パブリシティ

コーポレート・ガバナンス

corporate governance

企業統治。株式会社では本来株主が支配し、CEO（最高経営責任者）以下の経営陣（執行役員）は、株主の代理人として業務を行う。その際、経営陣が法令を遵守し、株主や従業員などの利害関係者（ステークホルダー）の利益を最大にすべく業務を遂行しているかを管理・監督する機能として、取締役会の中に指名委員会、報酬委員会、監査委員会などを置き、その委員として社内の人間だけでなく、社外取締役を入れることが増えている。
#ステークホルダー、監査

顧客
こきゃく

customer

商品、サービスを購入する人々のこと。給食施設の場合、顧客は利用者と同義である。

顧客管理
こきゃくかんり

customer relationship management

自社の顧客のうち、重要な顧客を明確にし、その顧客に長期にわたり継続的に固定客になってもらうため、情報を管理し、その顧客に対応した施策を実施すること。

顧客満足（CS）
こきゃくまんぞく（しーえす）

customer satisfaction

提供された商品やサービスが顧客の期待を満たしていること、または満たしている程度のこと。期待以上のパフォーマンスであれば満足、期待未満であれば不満足となる。調査方法は、一般的にアンケートのデータ分析による。CSによる好循環の経営は、従業員満足度につながる。
→従業員満足度

固定費

こていひ

fixed cost

売上の変動にかかわらず固定的に発生する原価。施設・設備等の減価償却費、賃借料、電力、ガス、水道等の基本料金、固定資産税、正社員の人件費等がある。損益分岐点計算時に利用する。
→損益分岐点

コントラクトフードサービス

contract food service

給食提供を主たる業務とする企業（給食会社）が、ほかの法人の施設および企業内の食堂運営についてその法人や組織から委託され、実施される給食事業（給食経営業務）のこと。

社員食堂や大学食堂などでよく使われる用語。病院給食においてはあまり用いられていない。

最低賃金

さいていちんぎん

minimum wage

最低賃金法により、国が定める最低額の賃金。地域別最低賃金と特定最低賃金がある。事業者は、労働者に最低賃金額以上の賃金を支払わなければならない。地域別最低賃金は、各都道府県に定められており、産業や職業にかかわりなく適用される。特定最低賃金は、特定地域内の特定の産業および職業における基幹的労働者を対象として、関係労使が地域別最低賃金より高い金額水準を定めることが必要と認めるものに設定されている。

財務会計

ざいむかいけい

financial accounting

企業会計の１つの分野で、経営者が外部の株主、債権者、取引先等に会社情報を提供することを目的に行われる会計。

財務会計のうち、会社法や商法、金融商品取引法等の下に行われるものは、制度会計ともいう。
＝外部目的会計

財務諸表（F/S）

ざいむしょひょう

financial statements

企業が利害関係者（株主・債権者等）に対して一会計期間（一事業年度、１年間）の営業成績及び財政状態等を明らかにする会計報告書。一般的には「決算書」と呼ばれている。企業経営において、１年間でどれだけ活動してもうけたかの成績表として財務諸表（貸借対照表・損益計算書・キャッシュフロー計算書）の作成が義務づけられている。

財務諸表等規則によると、「貸借対照表（バランスシート、B/S）」、「損益計算書（P/L）」、「キャッシュフロー計算書（C/F）」、「株主資本等変動計算書」、「附属明細表」から構成されている。単一企業の場合は「個別財務諸表」といい、子会社等があると「連結

財務諸表」を作成する。また、4半期（3か月ごと）決算において作成されたものは「四半期決算財務諸表」という。

上場企業・大企業は公認会計士、または監査法人の会計監査を受けることが法で決められている。
→会計監査、キャッシュフロー計算書、決算書、損益計算書、貸借対照表

サスティナビリティー
sustainability

持続可能性。本来は地球環境保護の観点から、自然と共生し、資源の保護や気候変動などに目配りすることで、現在の生活を持続させようという考え方。近年では企業活動にもこの考え方が適用され、企業は利益を上げるだけでなく、社会的責任を果たすことで長く存続できる、と考えられるようになってきている。国連が1987年に公表した報告書で「Sustainable Development」（持続可能な発展）という理念を打ち出したことで、広く認識されるようになった。
#CSR（企業の社会的責任）

シーズ
seeds

経営における技術、能力、資源（＝種）などを指し、事業化や製品化ができる可能性をもつ種のこと。シーズはそのままでは顧客に提供できず、製品や商品、サービスに変えて提供する。

持続可能な開発目標（SDGs）
じぞくかのうなかいはつもくひょう
Sustainable Development Goals

2015年、国連サミットで採択された「持続可能な開発目標（Sustainable Development Goals；SDGs）」のこと。SDGsは、先進国・途上国すべての国を対象に、経済・社会・環境の3つの側面のバランスがとれた社会を目指す世界共通の目標として、「貧困をなくそう」「飢餓をゼロに」「すべての人に健康と福祉を」「エネルギーをみんなにそしてクリーンに」「海の豊かさを守ろう」「平和と公正をすべての人に」「ジェンダー平等を実現しよう」など17の目標と「169のターゲット（具体目標）」で構成している。食品関連分野、給食業界でも食品安全の確保、環境負荷の低減、職場環境の向上などの取り組みが始まっている。

執行役員
しっこうやくいん
corporate officer

取締役会から委嘱され、業務執行に対する責任と権限をもつ役員。

職務
しょくむ
job

組織の中で分担している果たすべき仕事のこと。職務規程として明文化されている。

職務権限

しょくむけんげん

functional authority

与えられた職務を遂行する上で必要な権限。

＝職務遂行権限

→職務

人員計画

じんいんけいかく

staff planning/staffing

組織や企業が事業運営のために必要とされる適正要員とその数を設定すること。

＝要員計画

セグメンテーション

segmentation

マーケティング活動の基本プロセスの１つ。「市場細分化戦略」のことで市場を共通の特徴をもったグループに分けること。それぞれのグループは「セグメント」といわれる。共通の特徴には年齢、性別、地域、職業、収入などがある。

→ターゲティング、ポジショニング

ソーシャル・マーケティング

social marketing

社会全体の利益や福祉向上に視点を置いたマーケティング。消費者や社会への配慮に欠けた利益追求のマーケティングに対する反省から生まれた。社会公共志向のマーケティングともいわれる。

組織運営原則

そしきうんえいげんそく

principles of organization

組織の目標を達成するに当たって円滑な運営が必要であり、経営組織学では管理範囲の原則、権限委譲（例外）の原則、専門化の原則、命令一元化の原則などの４つが「組織化の原則」として挙げられる（表2g）。

表 2g 組織運営原則

管理範囲の原則	●上司は適正な人数の部下を監督すべきである。職務内容により適正人員は異なる。 ＝監督範囲適正化の原則、統制範囲の原則
権限委譲（例外）の原則	●責任者の責任と権限を明確にし、統一を図ること。 ●上司はより重要な事柄や繰り返し性のない例外的なものに専念すべきである。 ＝責任と権限の原則
専門化の原則	●組織のメンバーはそれぞれ専門化させるべきである。それにより業務の質を高め、効率化を図ることができる。
命令一元化の原則	●業務の命令や指示は１人の上司から受けるべきである。

組織階層（職務の階層）

そしきかいそう（しょくむのかいそう）

organizational hierarchy

　責任と権限の内容に応じて形成される組織形態。階層構造で、ピラミッド型となり、命令はトップダウンで行われる。この管理階層は主にトップ・マネジメント（経営者層）、ミドル・マネジメント（管理者層）、ロア・マネジメント（監督者層）、ワーカー（作業者）に大別され、意思決定や政策の作成責任、役割を区別し、組織運営管理の体系を構築し、命令の一元化と業務の効率化を図っている（図 2a、表 2h）。

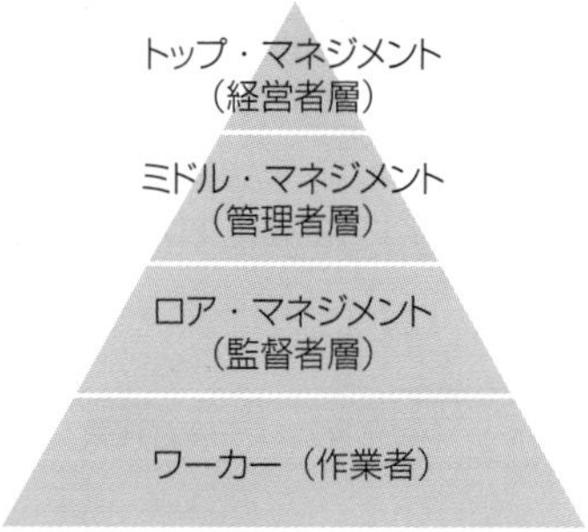

損益計算書（P/L）

そんえきけいさんしょ（ぴーえる）

profit and loss statement,
statement of earnings

　財務諸表の１つであり、企業が一会計期間（一事業年度、1 年間）において、経営成績を明らかにするために作成される計算書。「営業損益計算」、「経常損益計算」、「純損益計算」に大別され、その当該年度の実現した収益と、これに対応するために発生した費用・損失を対比して表示し、収益より費用・損失額を差し引くことにより、利益または損失が計算されるように記載される。「貸借対照表」、「キャッシュフロー計算書」と並ぶ「主要三大財務諸表」である。P/L とも呼ばれる（表 2i、表 2j）。

→キャッシュフロー計算書、財務諸表、貸借対照表

トップ・マネジメント
（経営者層）

ミドル・マネジメント
（管理者層）

ロア・マネジメント
（監督者層）

ワーカー（作業者）

図 2a　組織階層

表 2h　各組織階層の主な機能

組織階層	主機能
トップ・マネジメント	株主総会で選出された取締役などの最高経営層で、経営の決定権を有する経営者層。
ミドル・マネジメント	部長・課長などの中間管理職で、一部門や一業務などの執行管理者層。
ロア・マネジメント	係長・主任・スーパーバイザー（現場監督）など、実務の責任を課せられた監督者層。
ワーカー	社員・職員・パートタイマー・アルバイトなど、計画に基づいて直接作業を行う作業者。

表 2i 損益計算書

売上高	●企業が商品や販売サービスの提供で得た本業の収入の合計金額。 ●企業規模を示す最も一般的な指標。
売上原価	●売上高に対応する商品・サービスの仕入原価・製造原価。販売される商品・サービスのコスト。 ●給食の場合は食材料、人件費（給料、賞与・退職金引当金）、諸経費（水光熱費、衛生管理費）等をいう。
売上総利益	●売上高から売上原価を差し引いた金額。 ●計算式は「売上高」−「売上原価」＝「売上総利益（粗利益）」。 ●売上総利益率が高いほど、利益率が高い。 ●企業の経営業績の良し悪しを表す指標として利用されている。 ＝粗利益（粗利ともいう）
販売費	●損益計算書に記載される項目で、企業の販売業務に関連して発生した費用。 ●販売にかかわる給料・手当、広告宣伝費、荷造り費、運搬料、見本等。 ●全般的な管理業務に関連して発生する費用で、一般管理費と区別して記載。
一般管理費	●企業において、一般管理業務に要した費用の総称。 ●給料、手当、賞与等と、一般管理業務に関係する交際費、旅費・交通費、通信費、水光熱費、減価償却費等。 ●損益計算書上の営業損益の構成要素であり、販売活動において発生した費用である販売費と合わせて「販売費及び一般管理費」として記載。
営業利益	●その企業の主たる事業（本業）から得た利益。 ●この数値が負の場合は営業損失になる。 ●損益計算書の「売上総利益」から「販売費及び一般管理費」を差し引いて算出する。
営業外収益	●企業の主たる事業（本業）以外の事業から発生する収益。 ●受取利息、有価証券利息、受取配当金、割引金、有価証券の売却益、為替差益、雑収入等。
営業外費用	●企業の主たる事業（本業）以外の事業から生ずる費用。 ●支払利息、社債利息、社債発行費償却、売上割引、賃借不動産の減価償却、有価証券評価損、有価証券売却損、為替差損等。
経常利益	●営業活動と営業外活動から上がる収益の合計のこと。 ●損益計算書の「売上利益」に「営業外収益」を加え、「営業外費用」を差し引いて算出。
特別損益	●損益計算書に計上する利益・損失のうち特別、臨時のもの。 ●臨時損益（固定資産や投資有価証券の売却損益、災害による損失）、前期損益修正（過年度における引当金・減価償却の過不足修正額、棚卸資産の訂正額、償却債権額の取立額等）。 ＝特別利益及び特別損失

税引前当期純利益	●損益計算書において計算される利益のうち、法人税、住民税及び事業税、法人税等の調整額を加減する前の利益額。 ●経常利益または経常損失から特別利益及び特別損失の金額を加算して計算された利益。
当期純利益	●当期の総収益から総費用を差し引いたプラスの差額。 ●企業会計原則・財務諸表等の用語、様式及び作成方法に関する規則（「財務諸表等の用語、様式及び作成方法に関する規則」の取扱いに関する留意事項について（財務諸表等規則ガイドライン）平成26年3月、金融庁総務企画局参照）における、損益計算書において当期の総収益から総費用を差し引いた後の税引前当期純利益から法人税を控除した残額。 ●計算書類規則では当期利益、通常は税引後利益といわれる。

経営管理

経営管理

表 2j 損益計算書例

項 目	計算式	摘 要	
Ⅰ 売上高		顧客から受け取る代金合計	営業損益計算
Ⅱ 売上原価		購入先業者に支払う材料費	
売上総利益（損失）＝（粗利益）…①	売上高－売上原価		
Ⅲ 販売費及び一般管理費		従業員給料・賞与、事務費等	
営業利益…②	売上総利益－ 　販売費・一般管理費		
Ⅳ 営業外収益		銀行等からの受取利息等	経常損益計算
Ⅴ 営業外費用		銀行等に支払う利息等	
経常利益…③	営業利益＋ （営業外収益－営業外費用）		
Ⅵ 特別利益		資産の売買による利益等	純損益計算
Ⅶ 特別損失		資産の売買による損益、災害による損害等	
税引前当期純利益…④	経常利益＋ （特別利益－特別損失）		
法人税等		税金等	
当期純利益…⑤	税引前当期純利益－税金		

23

損益分岐点
そんえきぶんきてん

break-even point

　企業において、損益の計算上、損失と利益の分れ目となる点。損益分岐点の売上高を超えて販売すると利益が発生する。反対に損益分岐点の売上高に達しない場合は損失となる（図2b）。経費節減や売上げの計画に用いられる。

　損益分岐点売上高の計算式は次のとおり。

　損益分岐点売上高＝固定費÷（1 －
　　変動費／売上高）

→固定費、変動費

ターゲティング

targeting

　「標的市場」のことで、さまざまな「セグメント」に分けられたグループをターゲット（標的）にして集中的にマーケティング活動を行うこと。

→セグメンテーション、ポジショニング

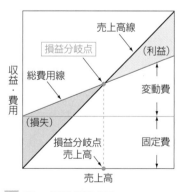

図 2b　損益分岐点図

ダイバーシティ

diversity

　多様性。性別や国籍、人種、宗教、年齢、学歴などに関係なく、多様な人が共に働くことで、企業がより健全で、強くなれることを目指す活動。日本では特に女性や、障害者、（性的）マイノリティーなどを積極的に雇用し、処遇することなどを大きく取り上げることが多い。女性が多く活躍している給食分野において、女性の幹部登用の目標数値を掲げる、育児・介護の支援制度などを設けるなどの取り組みがみられる。

貸借対照表（B/S）
たいしゃくたいしょうひょう（びーえす）

balance sheet

　企業が株主・債権者に対して、事業年度（1年に1回）末に一定時点の財政状況を明らかにするために作成する計算書。財務諸表の1つ。

　借方には「資産の部」があり、企業のある時点における資産額が表示される。右側の貸方には「負債の部」、「純資産の部」があり、企業のある時点における負債の額と純資産の額が記載される。左側の「借方」と右側の「貸方」の合計が一致していることから、バランスシート（B/S）と呼ばれる（表2k）。

　貸借対照表の記載方法は、財務諸表等規則により決められている。作成時点から開業時、清算時、決算時、中間時の4種があるが、通常は年1回の決

表 2k　貸借対照表

流動資産	●企業の資産のうち、1年以内に現金化・費用化できるもの。 ●通常の営業取引から生ずる現金、受取手形、売掛金、売掛目的の商品・製品・原材料・仕掛品等。 ●正常な営業循環過程にあるものをいい、流動資産に該当しない資産は固定資産や繰延資産に分類する。
固定資産	●企業の資産のうち、長期（1年以上）にわたり保有する資産。 ●有形固定資産、無形固定資産、投資その他の資産の3つに分けられる。 ●投資その他の資産は、有価証券、長期貸付金、敷金、保証書等を指す。
有形固定資産	●長期間にわたり事業目的に利用する資産。貸借対照表に記載する。 ●建物、構築物、機械装置、船舶、車両運搬具、工具・器具・備品、土地等の総称。 ●通常は取得原価により評価し、土地、建設仮勘定を除く資産について減価償却する。
無形固定資産	●長期間にわたり事業収益を獲得するために使用する諸権利等の固定資産。貸借対照表に記載する。 ●物的な実体はもたない。 ●①営業権、②法律上の権利である工業所有権（特許権、商業権、実用新案権、意匠権）の他、借地権、鉱業権等、③施設等を専用して利用できる権利（熱供給施設利用権、電気通信施設利用権等）、④ソフトウェア等がある。 ●減価償却の際には、取得原価により評価し残存価格をゼロとして定額法で行う。
繰延資産	●適正な期間の損益計算を行うために、すでに当期に行われた費用の支出を経過的に資産として繰り延べ処理したもの。 ●創立費、開業費、株式交付費、社債発行費、開発費、試験研究費、建設利息等がある。 ●原則としては、支出時に全額費用として計上しなければならず、繰延資産の計上はあくまで例外的な処理と位置づけられている。 ●法人税法では、これに加えて自己が便益を受けるために支出する費用は繰延資産として定義しており、会計上の繰延資産より概念が広くなっている。
負債	●他者から金や物を借り、それを返却する義務がある状態。 ●法律的な負債と、会計的な負債の2種がある。 ●会計的負債は、企業が将来期間で資産を減少させることが合理的に予想できる経済負担のことであり、修繕引当金などがある。 ●貸借対照表上、負債は「流動負債」と「固定負債」に区分される。
流動負債	●企業の負債のうち1年以内に支払い期限が到来する債務。 ●通常の営業循環過程内で発生する現金、支払手形、買掛金、未払い金、短期借入金等。 ●流動負債に記載しない負債は固定負債に記載する。
固定負債	●1年を超えて支払期限が到来する負債で、「長期負債」ともいう。 ●社債、長期借入金、退職給付引当金等の長期性の引当金も含む。
資本	●狭義には純資産を意味し、企業の資産総額から負債総額を差し引いた正味の資産をいう。 ●広義には総資本を意味し、狭義の資本に加えて借入金等により調達した負債を合わせた、企業経営の元手となる資金全体をいう。

| 自己資本 | ●企業の所有者に帰属する企業資産の価値部分。
●株式会社の場合は株主資本ともいう。
●企業の所有者は、すべての費用を支払った後の残存所得に対する請求権を有しており、自己資本はこの請求権の価値を示す。
●貸借対照表の純資産の部に記載され、一般には返済義務はない。 |

表 21　貸借対照表の主要科目例

借　方	貸　方
資産の部	**負債の部**
流動資産 　現金預金 　受取手形 　売掛金 　短期貸付金 　未収入金・治療未収入金 　商品 　製品 　仕掛品 　貯蔵品 　前渡金 　前払費用 　仮払金 　仮払法人税等 　仮払消費税等 　繰延税金資産（流動）	流動負債 　支払手形 　買掛金 　短期借入金 　コマーシャル・ペーパー等 　1年以内の返済予定長期借入金・社債等 　未払金 　未払法人税等 　未払消費税等 　未払費用 　前受金 　預り金 　仮受金 　借受消費税等 　繰延税金負債（流動）
固定資産 　有形固定資産 　　建物・構築物 　　機械・装置 　　車両・運搬具 　　工具・備品・医療器具備品 　　土地 　　建設仮勘定 　無形固定資産 　　ソフトウェア 　　のれん 　投資その他の資産 　　投資有価証券 　　関係会社株式 　　長期貸付金 　　破産更生債権等 　　長期前払費用 　　敷金・保証金 　　繰延税金資産（固定） 繰延資産 　開業費 　新株発行費	固定負債 　社債 　長期借入金 　退職給付引当金 　繰延税金負債（固定） **純資産の部** 株主資本 　資本金 　資本余剰金　　資本準備金** 　利益余剰金　　利益準備金**　任意準備金** 　　　　　　　　繰越利益剰余金** 　自己株式 評価・換算差額等 　有価証券評価差額金 　為替換金調整勘定* 新株予約権 　少数株主持分* 　　　　（*連結決算固有、**主に単独決算）
合計	合計

算時を示している（表21）。
→財務諸表

ダイレクト・マーケティング
direct marketing

マス・マーケティングに対し、特定の集団や個人を対象にニーズを探索し、ダイレクトメールや WEB サイト、メールマガジンなどの媒体を利用し直接的に商品・サービスを訴求するマーケティング戦略。
→マス・マーケティング

直営給食
ちょくえいきゅうしょく
directly operated food service

対象集団の組織体（経営体）が給食施設を設置して、給食部門を一部門とし、その組織体の従業員（職員）を使って給食の運営を行うこと。

電子商取引
でんししょうとりひき
electronic commerce

インターネットを通して商品・サービスの売買や契約をすること。EC、e-コマースなどとも呼ぶ。電子商取引では、物品だけではなく、株式の購入、コンサートや旅行などのチケット予約、音楽、小説、コミックなどのデジタルコンテンツなども取り引きされている。

ニーズ
needs

求め、必要、要求、需要。「～が必要」、「～しなければならない」などの表現で示される人間が生活上共通して抱く顕在化された欲求。具体的な製品やサービスがもつ機能。
→ウォンツ

パブリシティ
publicity

顧客とのコミュニケーション手段の1つ。官庁や企業などが事業や製品の情報を報道機関に提供し、メディアを通してニュースや記事として報道され、顧客に伝達されるように働きかける広報活動。提供された情報を報道するかどうかの判断は報道機関が行い、報道される内容が報道機関の責任において編集され発信される点が、広告と大きく異なる。報道機関に対し、代金を払わない活動。
→広告
#記者会見、プレスリリース

販売促進
はんばいそくしん
sales promotion

購買を促進するための短期的な活動。DM（ダイレクトメール）、チラシ、POP、パンフレット、金券、クーポン、サンプル、試供品、見本、デモンストレーション、展示会などの手段がある。マーケティング機能の1つ。

非価格戦略

ひかかくせんりゃく

non-price strategy

品質、デザイン、サービスなど価格以外の要素によって、他者と差別化を図り、競争に勝っていこうとするマーケティング戦略。

評価

ひょうか

evaluation

設定された目的や目標に対して達成された成果を調べること。評価は次の目標に役立てる。

給食業務の場合、サブシステムの評価は、各システムの目標達成に向けて計画を立て実施したものについて、目標の達成度合いを調べること。給食の

目的に適合したかどうかの総合的な評価は、それぞれの管理活動相互の関連性が効率よいものであったかを確認することも含む。

その他の評価の種類については**表2m**を、経営・人事管理評価については**表2n**を参照。

→サブシステム

物流

ぶつりゅう

physical distribution

物的流通の略で、生産地から出た生産物を消費者が購入し、取得するまでの物の移動や保管業務などの流れ。主たる機能には、輸送・配送、保管、荷役、包装、流通加工、情報処理などがある。

表 2m　評価の種類

名　称	内　容
質的評価	●数量で表せないカテゴリーなどの質的データを用いて評価すること。 ●質問紙による調査、味やにおいの感覚的な表現、利用者の献立に対するニーズを調べる嗜好調査で好き・嫌い、あるいは食事の品質評価としておいしい・まずいなどによる評価を指す。
数量的評価	●数値で表した数量的データを用いて評価を行うこと。 ●給食の場合は、給与栄養量や原価構成比率などを比較基準や平均値、標準偏差、統計的手法を用いてデータの変化を解析する。
絶対的評価	●一定の売上額など到達基準に比較し、成果を評価する方法。
相対的評価	●到達基準を用いない評価であり、複数の対象者、複数の試料間で相対的に評価する方法。
総括的評価	●計画実施後の成果（結果）を目標に照らして評価すること。 ＝結果評価
形成的評価	●計画の実施途中で、現行の計画の改善を目的として行われる評価。
プロセス評価	●成果に至るまでの作業（調理）の工程、手順、仕事を進める順序（段どり）などを評価すること。

表 2n　経営・人事管理評価

管理の種類	名　称	内　容
経営管理	業績評価	●自社の将来像を見据えた実力の構築や、業務効率の改善など、会社に対する貢献度を評価するマネジメントの仕組みであり、数字となって表れる売上・利益・コストなど定量的な結果と戦略の達成度を評価する。 ●目標に対する成果として業績が評価され、その評価結果は報酬の支払いや成果報酬に利用される。 ●事前に評価者と被評価者の間で明確な目標と業績を測定する評価基準を共有することが必要である。
	外部評価	●企業の活動について、社外の民間企業や外部有識者などにより幅広い視野から適切な評価や助言をしてもらうこと。その結果をその後の経済活動に的確に反映することを目的として実施するもの。
	第三者評価	●当事者（事業者及び利用者）以外の公正・中立な第三者機関が、専門的かつ客観的な立場から事業者の提供するサービスの質を評価すること。
	内部評価	●組織の業務の適正を確保するための体制が効率的に機能しているか、自社内の組織や部門ごとに評価すること。 ●内部統制、自己点検評価ともいう。
人事管理	評価制度 （人事考課）	●一定期間の従業員の労働に対して評価すること。 ●評価結果は、昇給や賞与の額、昇進・昇格に反映させる。従業員間の格差がつくことがある。 ●①情意考課、②業績考課、③能力考課がある。 ●考課＝評価
	①情意考課	●組織の一員として結果を出せる仕事への取り組み姿勢をもつ従業員であるかなど、結果（成果）だけでなくプロセスを合わせて評価すること。 ●自己の成果だけでなく、組織全体の成果を高めるために、他のメンバーに対する協力チームワークを高めようとする態度や、自己の仕事や能力のレベルを改善しようとチャレンジする態度など、協調性も評価対象である。
	②業績考課	●業務の課題に対する達成度や、行動規範および仕事のスキル（技能・専門知識）を評価尺度のレベルで評価すること。目標に対する達成度を評価するためには、目標と評価基準の設定が重要になる。
	③能力考課	●与えられた業務を遂行するための知識・技術に対する評価。評価項目は、業務の内容や専門性により異なる。厚生労働省では、仕事をこなすために必要な「知識」と「技術・技能」及び「成果につながる職務行動例（職務遂行能力）」を、業種別、職種・職務別に整理し公開している。
	自己評価	●内部統制における個人評価の一環として、一定期間（1年間、もしくは半年・四半期）の自分の業務について良かったか悪かったかなど自分で評価すること。

ブランディング

branding

ブランドに対する共感や信頼などを通じて顧客にとっての価値を高めていく、企業と組織のマーケティング戦略の1つ。ブランドとして認知されていないものをブランドに育て上げる、あるいはブランド構成要素を強化し、活性・維持管理していくこと。また、その手法。

プロダクトアウト

product-oriented

作り手が良いと思ったものを作り、販売するという考え方。
→マーケットイン

プロダクト・ポートフォリオ・マネジメント（PPM）

（ぴーぴーえむ）

Products Portfolio Management

自社商品のマーケットシェアを横軸、商品のマーケットの成長率を縦軸とした座標軸の四象限（問題児、花形製品、負け犬、金のなる木がある）に自社商品を置き、収益性、成長性などを評価して、最も効果的・効率的な商品の組み合わせや資金の配分を決定する経営分析・管理手法。

ベンチマーキング

benchmarking

企業が経営の抜本的改革を進めるた

めに、他社の優良事例を分析・比較し、学び取り入れ、改善・改革を図る経営手法。

変動費

へんどうひ

variable cost

操業度（売上高）の増減に応じて比例的に発生する諸費用。材料費、人件費（時給制の給料等）、固定費以外の水光熱費や衛生費等がある。損益分岐点売上高計算時に利用する。

ホールディングカンパニー

holding company

複数の企業を傘下にしたグループを統制していくために設立された「親会社」のこと。
＝持ち株会社

ポジショニング

positioning

ターゲット（標的市場）である顧客の頭の中に、製品について独自のポジションを築き、差別化イメージを明確に位置づけるための活動。顧客に自社製品の特有な価値を認めてもらい、競合製品より優位に立つことを目的とする。
→セグメンテーション、ターゲティング

マーケットイン

market-oriented

顧客のニーズを優先し、顧客視点で

商品の企画・開発を行い、販売していくという考え方。1990年代以降の市場の成熟・飽和化に伴い、企業が良いと思って作った商品が売れない時代を迎え、プロダクトアウトに替わり、マーケットインの考え方が生まれた。
→プロダクトアウト

マーケティング

marketing

顧客や利用者の好意と満足を得ることにより市場を創造（売上・利用の増加）を図る、20世紀初頭に米国で生まれた考え方。

米国マーケティング協会は、2004年に「マーケティングとは、組織と、その関与者双方に有益になるよう、顧客に対する価値の創造、伝達、提供及び顧客との関係を築くための組織的な活動と、その一連の過程である」との定義を発表した。

日本マーケティング協会は、1990年に「マーケティングとは、企業及び他の組織がグローバルな視点に立ち、顧客との相互理解を得ながら、公正な競争を通じて行う市場創造のための総合的な活動である」との定義を発表した。
→ 4P、9F

マーケティング戦略

まーけてぃんぐせんりゃく

marketing strategy

市場において、優位に立つために変化する経営環境を分析し、重点的な課題と目標を設定し、4P、9F、価格などの機能が最適となるように計画すること。また、統合（マーケティング・ミックス）を計画・実施し、実施した結果の測定と評価を行うこと。エリア・マーケティング戦略、ワンツーワン・マーケティング戦略、マス・マーケティング戦略、価格戦略、非価格戦略などがある。

マーケティング・ミックス

marketing mix

マーケティング戦略において、望ましい反応を市場から引き出すために、戦略を達成するためのさまざまなマーケティング機能を組み合わせること。
→ 4P、9F

マーチャンダイジング

marchandising

狭義の意味では、小売業における品揃え、仕入・物流、価格設定、売場づくり、陳列・演出、販売促進などの諸活動を統合したもの。MDと略称されることもある。広義の意味では,フードサービス業におけるメニューのマーチャンダイジング（品揃え、仕入れ、価格設定、販売促進などの諸活動を統合したもの）も含まれる。

マス・マーケティング

mass marketing

大量生産・大量販売・大量広告・宣伝・販売促進を前提として、大多数の

消費者を対象に行うマーケティングの手法。テレビ、新聞、ラジオ、雑誌、インターネットなどのマスメディアを活用する。
→ダイレクト・マーケティング

マネジメント
management

目標達成を目指して経営資源（人、物、金、設備、方法、情報等）を有効的かつ効率的に調整・統合すること。

マネジメントサイクル
management cycle

目的・目標を達成するために、計画を立て、実行し、結果を点検・評価し、次の計画の策定へと結びつけるという循環過程。

サイクルを構成する Plan（計画）、Do（実行・実施）、Check（点検・評価・検証）、Act（修正・改善）の頭文字をとって PDCA サイクルともいう。

マンパワーマネジメント
manpower management

強い組織をつくるために、組織の目標とルール（就業規則）を明確にし、その目標の中での個々の役割と責任に対してマネジメントを行うこと。また、組織の中に「競争」と「協力」の2つの関係を両立させながら日々の業務をこなすことで、「目標達成」と「目標を達成する能力」の両方に磨きをかけ、従業員の満足度を高める仕組みを

作り出すこと。

ランニングコスト
running cost

投資した施設・設備・運営システム等の操業に要する費用。人件費・水光熱費・衛生費等。

利益管理
りえきかんり
profit management

「利益計画」と「利益統制」からなる、企業の総合的な経営管理。将来の一定期間（長期・中期・単年度）等の企業の目標利益を設定し、かつ、それを達成するために実施計画を立案すること。

利益処分
りえきしょぶん
profit appropriation, loss disposition/charge off

年度決算の結果、査定された当期末処分利益を、株主総会の決議により分配または保留すること。

流通チャネル
りゅうつうちゃねる
distribution channel

商品が生産者から消費者まで流通する経路のこと。生産者から直接消費者に商品が届く直接流通チャネルと、間に卸売業者、小売業者が入る間接流通

チャネルとに大別される。

労働生産性
ろうどうせいさんせい

labor productivity

　従業員1人当たり、どのくらいの生産量（付加価値）を生み出したかを表す指標。実務上、付加価値（売上総利益高）÷労働投入量（従業員数・労働時間）で計算される。

　給食において経営管理の評価として用いられる労働生産性は、調理従事者数に対する生産食数を用いることが多い。調理従事者数は、雇用形態による労働時間の差をそろえるため、1日の標準的な労働時間当たりに換算をするか、労働時間1時間当たりに換算する。

＝付加価値生産性

ロジスティクス

logistics

　物流業務において、最も効率的で合理的、発展的な物流活動のために、フロー化して体系的にマネジメントすること。

ワンツーワン・マーケティング

one-to-one marketing

　顧客一人ひとりの年代、性別、好み、価値観、ライフスタイル、購買履歴などに合わせて展開するマーケティング。

人事管理

経営管理

人事管理

解雇
かいこ

dismissal

使用者が労働者との労働契約を一方的に解約すること。民法では、使用者は2週間の解雇予告期間を置けば、いつでも労働者を解雇できるとしている。ただし、労働基準法では、解雇制限（第19条）、解雇予告（第20条）の規定を設け、解雇権の乱用を規制している。

業務分析
ぎょうむぶんせき

business analysis

日常の業務内容を調べて可視化し、他部門との関連性などを明確にし、組織体の使命や目的の達成（①顧客へのサービス向上、②効率化した業務の遂行、③コストの削減、④法改正への対応の確認、⑤商品化までの時間短縮のための効率的な業務）のために現状把握をする方法。「仕事をもれなく見落とさないよう明確にしておく」、「思い込みの排除」などができ、ムリ・ムダ・ムラなく効率的な仕組みの構築や仕事の取り組み方の改善につなげることができる、内部統制方法の1つ。

雇用形態
こようけいたい

type of employment

仕事をさせるために有償で人を雇う時の方法。企業が直接雇用（直用）する形と、他社に雇用されている者を雇用（非直用）する形に分けられる（表2o）。

表 2o　雇用形態

直用型	正規雇用	正社員（フルタイム労働者）	
	非正規雇用	非正社員	契約社員（期間契約労働者）[1]
			パートタイマー（短時間労働者）[2]
非直用型		派遣社員（派遣労働者）	

注）[1] あらかじめ契約期間を定め、雇用契約を結ぶ形態。最長3年まで契約でき、更新が可能である。高度な技術を要する専門性の高い業務の場合は最長5年の契約を結べる（労働基準法第14条）。
　　[2] パートタイム労働者（短時間労働者）とは、「1週間の所定労働時間が同一の事業所に雇用される通常の労働者（正社員）の1週間の所定労働時間に比べて短い労働者」を言う。「短時間労働者の雇用管理の改善等に関する法律」（平成5年6月18日法律第76号、最終改正：平成30年7月6日法律第71号）

雇用契約
こようけいやく

employment contract

　労務に服する者とその者の労務に対し賃金（報酬）を支払う者の間で結ばれる約束、労働契約のこと。民法第623条には、使用者と労働者との間で交わす、労務の提供と報酬の支払いの契約とある。使用者と労働者の雇用関係の内容や労働条件を規定する基礎となる。

　雇用政策の基本を定めた雇用対策法（昭和41年法律第132号）がある。

　わが国では長年にわたり終身雇用制が導入され、定年制や年功制などが敷かれてきた。しかし、経済の国際化やグローバル化に伴い、こうした制度の廃止や改変など、わが国の雇用形態には著しい変化が生じている。

　雇用契約とは別に、労働組合と使用者の間で労働条件や雇用条項に関することを規定したものが「労働協約」。わが国では労働協約に法的効力を認めており、労働協約の規定に反する雇用契約は無効とみなされる。
＝労働契約

36協定
さぶろくきょうてい

Article 36, Labor Standards Act
(overtime work and works on days off)

　労働基準法の第36条の規定からとった略語。「時間外労働」、「休日労働」に関する規定を定めている。労働時間延長の上限や時間外労働に対する賃金の割増を規定している。

従業員満足度（ES）
じゅうぎょういんまんぞくど（いーえす）

employee satisfaction

　従業員の労働環境、労働条件及び人事評価に対する期待を満たしている程度のこと。

昇給
しょうきゅう

pay increase
(salary increase, pay rise)

　個々の労働者の業績や生活費用の増大などの賃金決定要因の変動に対して、賃金の基本的な部分を増額すること。類似語の「ベースアップ」は労働者全体に対して行うものであるのに対し、昇給は個人に対して行うもの。労働基準法第89条には、昇給について就業規則に明示することを定めている。

職場外教育（OFF-JT）
しょくばがいきょういく（おふ－じぇいてぃー）

off-the-job training

　保健所での講習会や厨房設備企業による体験型セミナーへの参加など、職場を離れて教育する方法。一度に、多数の者に対して行う教育に適している。

職場内教育（OJT）

しょくばないきょういく（おーじぇいてぃー）

on-the-job training

「職場」で仕事を行いながら指導する教育方法。一般的には、課業別に分類した仕事について熟練した経験者が経験の少ない未熟練者に対し、教育を行う。仕事の範囲や詳細について順次学べる、実務に直結した実行の伴う教育法。

職務分析

しょくむぶんせき

job analysis

個々の職務の種類、性質、複雑さ、難しさなどに着目し、その職務遂行に必要な能力を明らかにするもの。

職務調査が課業（タスク）や仕事を細分化したものを対象にするのに対して、職務分析は1人の担当業務を対象とするので、この分析結果は採用、配置、研修、人事考課、職務給の決定、業務改善などに幅広く利用される。

人材育成

じんざいいくせい

human resource cultivation

人材開発や能力開発を用いて、企業にとって有益な人材を育てること。

人材開発は CDP（career development plan）ともいわれ、仕事に必要な知識・技術を習得するための教育・訓練計画である。教育・訓練の主要な方法は、OJT、OFF-JT、自己啓発で、中でも自主的に教育・研修を受ける自己啓発が重要である。内容には、人と協働できるヒューマン・スキルや、実務に必要な知識・技術能力の習得などが含まれる。

能力開発は、組織が職員・社員等の従業員の潜在能力を開発するために、能力開発テストなどを用いて、潜在能力や仕事の適正などを調べること。
→職場外教育（OFF-JT）、職場内教育（OJT）

人事管理

じんじかんり

personnel management

人の採用、配置、異動、昇進、退職などの人事に加えて、組織内での教育・訓練、人間関係管理の諸制度を整え、管理すること。労働条件（就業規則等）や労使関係、福利厚生も含む。
＝人事・労務管理

人事考課

じんじこうか

merit rating

職員・社員等の従業員の業務に対する能力、業務態度、取り組み姿勢などについて、あらかじめ作成した評価項目に沿って評価を行うこと。昇進、昇給、昇格等を決定するための判断材料となる。従業員のモラールを向上させるための基礎資料ともなる。それゆえ、評価には「客観性」、「公平性」、「納得性」、「透明性」が求められる。

定期健康診断

ていきけんこうしんだん

annual physical checkup

事業主が従業員に対して1年以内に1回定期的に行う健康診断のこと。労働安全衛生法第66条及び同規則に定められている。

福利厚生

ふくりこうせい

employee welfare

組織が従業員の確保、定着、勤労意欲及び労働能率の向上や労使関係の安定のために、従業員とその家族に対して行う、賃金以外の施策。法的義務のあるものには、健康保険、厚生年金保険、雇用保険、労働者災害補償保険などがある。組織が任意に実施するものとして、住宅、医療、慶弔、食事（給食）、保育所、文化・スポーツなどがある。

モチベーション

motivation

行動の誘因、行動につながるような刺激。仕事をする上では、原動力（やる気）のこと。仕事に対する原動力を高めるための動機づけによって士気や勤労意欲が変わる。賞罰などは外発的動機づけになる。また自身の知的好奇心などは内発的動機づけである。

＝動機づけ

モラール

morale

目標を達成しようとする集団などの士気、意気込み、勤労意欲のこと。

労働災害（労災）

ろうどうさいがい（ろうさい）

industrial accident

業務に起因した負傷、疾病、障害、死亡事故のこと。業務上災害ともいう。

労働災害認定の成否等は、労働者災害補償保険法に定められている。

原価管理

給食費

きゅうしょくひ

food (meal) service charge

給食の利用者が支払う食事の代金。給食費の原価構成や扱いは、給食の種類や条件によって異なる。例えば、食材料費、人件費及び経費の一部を給食設置者が負担している場合もある。
＝**食費**

原価

げんか

cost

製品の製造、商品の販売、サービスの提供などの経済行為によって消費された財貨や労務費を金額で表したもの。給食では、給食の実施に必要な食材料費、人件費及び経費（施設設備費、水光熱費など）をいう。

原価を区分して給食の製造に要する費用を「製造原価」、製造原価に給食の提供または販売に要する費用及び一般管理費を加えて「総原価（給食原価）」という。また、給食の生産費用として明確な食材料費などを直接費、一般管理費など1食当たりに明確に区分できない費用を間接費として整理する場合もある（図2c、表2p）。

なお、人件費には、従業員に直接払う賃金と、社会保険料の会社負担などの福利厚生費を含める。
＝コスト

原価管理

げんかかんり

cost management

経営活動の円滑化のために原価計算を行い、適切な原価の維持を図ること。計画段階での原価と実際に要した原価の差異の原因を分析し、非効率的な要因を除去していこうとすることが原価統制である。

原価計算とは、製品、商品あるいはサービスの1単位当たりの費用を計算することである。食材料費、人件費及び経費などの給食にかかる費用を生産された食数で割ることによって計算できる。
→原価

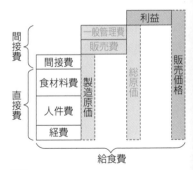

図 2c　原価の構成

表 2p　原価の構成

食材料費	給食の実施に必要な食品の購入に支出した金額。
人件費	従業員に支払う賃金と社会保険料などの福利厚生費を含める。
福利厚生費	従業員の勤労意欲の向上や労働環境の改善を目的に支出される金額。社会保険料の会社負担分、給食費の会社負担分などが含まれる。
経費	給食の実施に必要な費用のうち、食材料費と人件費を除いた費用。施設設備の償却費、水光熱費、調理作業員の検便費、調理作業に伴う手洗い消毒剤や清掃費用など。
直接費	給食では提供する食事の生産に直接かかわる費用であり、1食当たりあるいは料理単位に換算しやすい費用を指す。食材料費や調理作業に要する人件費が多くを占めている。
間接費	給食の実施に間接的なかかわりのある費用。食事の配送や洗浄作業の人件費などを間接人件費、調理作業員の検便費、手洗い消毒剤や清掃費用などを間接経費として区分する場合がある。
製造原価	給食の生産にかかわる費用。食材料費、調理作業員の人件費、水光熱費などの経費を含む。
総原価	給食では製造原価に供食サービスの人件費や経費、広報費用や事務管理費を加えた費用。

販売価格

はんばいかかく

sales price

　製造原価に販売費及び一般管理費を加えた総原価に、利益を加えた製品または商品の譲渡金額。給食では、給食費が相当する。しかし、給食の運営形態によっては補助金などにより給食費が販売価格を下回る事例もみられる（図2c）。

栄養管理

給食利用者の栄養管理を実施するプロセスにおいて「給食」と関連する用語をまとめた。

インタビュー方式

いんたびゅーほうしき

interview survey

聞き取り調査法の1つ。調査員が直接調査対象の個人または集団に言葉による働きかけを行い、反応として返ってきた言葉を聞き取ることで、対象者の回答を得るもの。聞き取った内容は文章化する、または一定の様式の調査票に記入する。①対面して話す対面式調査法と、②電話による対話から回答を得る電話調査法がある。自ら調査票へ記入することが難しい患者や障がい者、幼児、高齢者などが対象者である場合に向いている。

食事調査では、①24時間思い出し法、②食事歴法等の手法がある。

適切な回答を得やすいが、事前に調査員の教育が必要で、調査員の言葉の使い方や表情、語調など投げかけ方によっては、誤った解釈のまま回答されることがある。また、「はい」、「いいえ」など二項式の回答方式の調査票を用いていると、質的な情報が得にくいことがある。

＝聞き取り調査法、他計申告式調査、面接法

栄養管理

えいようかんり

nutrition management

広義には、栄養状態を維持・向上させるための食生活全般の活動。自己管理としても行う活動であるが、管理栄養士・栄養士にとっては専門職として行う活動である。対象者（利用者）または対象集団のQOL（quality of life：生活の質）の向上を目的として栄養状態の向上・改善を支援する活動。具体的には、対象者の栄養評価に基づく目標の設定、栄養介入の計画と実施、モニタリング、評価、改善のプロセスであり、PDCAサイクルによる活動〔アセスメント・計画（Plan）、実施（Do）、検証（Check）、改善（Act）〕となる。栄養介入は栄養補給、栄養教育からなる。給食は栄養管理の1つの手法といえる。

狭義には、給食管理のサブシステムの1つ。給食利用者の栄養評価、栄養計画（給与栄養目標量の設定）、給与栄養量の算出、実施給与栄養量の確認、摂取量の把握となる（**表3a**）。

＝栄養ケア・マネジメント

栄養管理システム

えいようかんりしすてむ

nutrition management system

栄養管理の進め方の仕組みを系統化したもの。栄養管理を行うべき対象者や集団のニーズのアセスメントや栄養評価を行い、その結果から栄養補給方法や栄養教育内容など総合的な栄養介入の方法を計画し、実際に栄養補給計画に沿って一定期間食事提供を行う。その後、対象者の身体状況の評価から、目標に沿った結果が達成できたかを評価し、目標に達成していなかった場合は、栄養介入計画の見直しを行うという循環する仕組みを指す。

表 3a　給与栄養量等

給与栄養量	●献立や料理などからの提供可能なエネルギー及び栄養素量のこと。 ●計画段階のものを予定給与栄養量や給与栄養量（予定）と示すこともある。 ●予定献立を実施する際、食材料の発注、納品時の品質、調理などで生じた重量の誤差や変化を考慮したものを、実施給与栄養量または給与栄養量（実際）と示すこともある。
給与エネルギー量	●給与栄養量のうち、献立や料理などからの提供可能なエネルギー量のこと。 ＝エネルギー給与量
給与栄養素量	●給与栄養量のうち、献立や料理などからの提供可能な栄養素量のこと。 ＝栄養素給与量
給与栄養目標量	●食事で提供する栄養量の目標値。給食施設で提供する食事の基準値であり、献立作成時の目標あるいは目安となる量。
給与エネルギー目標量	●食事で提供するエネルギー量の目標値。
給与栄養素目標量	●食事で提供する栄養素量の目標値。

③

栄養管理

栄養管理の基準

えいようかんりのきじゅん

nutrition care standards

　健康増進法に示された、特定給食施設の設置者が行わなければならない栄養管理（第21条3）についての基準。健康増進法施行規則第9条に示されている。

栄養管理報告書

えいようかんりほうこくしょ

nutrition report

　特定給食施設等において、一定期間内の栄養管理の実施状況や水準を把握する目的で、自治体が特定給食施設の設置者に対して提出を求める報告書。給食施設の支援・指導は自治体の業務となっていることから、書類の名称、内容、書式は自治体ごとに異なる。

　日本人の食事摂取基準の策定や健康増進法の施行を契機に、従来よりも、利用者の身体状況に応じた食事計画と提供及び評価のプロセスや給食を活用した健康・栄養教育の実施状況等について、施設側も自己確認できる内容に改められている場合が多い。

　自治体により年1回から数回の提出が求められている。

＝栄養管理実施報告書、栄養管理状況報告書、栄養月報、栄養報告書

栄養教育

えいようきょういく

nutrition education

　健康的な食生活を営めるよう、食行動の形成と変容を目指す教育的手法を用いて行う諸活動。

栄養ケア
えいようけあ

nutrition care

対象者の QOL の向上や健康の保持・増進を目的とした、栄養改善のための支援方法や内容。すなわち、栄養補給や栄養・食事の相談や教育、情報提供によって対象者に介入する栄養介入のこと。したがって、栄養介入計画とは、対象者の栄養評価をもとに目標を決定し、その目標を達成するために、栄養介入の内容について具体的に、誰が、いつ、どこで、何を、どのように実施するかの計画。
＝栄養介入

栄養計画
えいようけいかく

nutrition planning

対象者あるいは対象集団の給与栄養目標量を定め、経口等の補給方法を計画すること。

栄養サマリー
えいようさまりー

nutrition summary

在宅及び給食施設における栄養管理、栄養教室や栄養指導などの情報について記載したもの。主に施設や専門職間の栄養に関する情報の共有に用いられる。

栄養情報
えいようじょうほう

food and nutrition information

栄養や食に関連する情報のこと。提供する食事や食品の栄養成分（エネルギーや栄養素量）、栄養素の知識や食品の知識にかかわること、食と健康、望ましい摂取量に関する知識にかかわること、食品の安全性や食物アレルギーに関連すること、食材料の生産地の情報などがある。情報の提供媒体は、ポスター、リーフレット、卓上メモなどの紙媒体、インターネットなどの電子媒体、マスメディア、商品への表示などがある。

栄養・食事管理
えいよう・しょくじかんり

nutrition and meal management

一定期間食事を提供した後、目標達成の基準に対する評価を行うなど、主に栄養素レベルや食事レベルを範囲とした管理業務のこと。提供する食事については、利用者個人の健康維持・増進、疾病回復など栄養管理の目標や、食事のニーズを達成するために、栄養管理システムに沿った栄養・食事計画を立て、生産システムを考慮して献立を作成する。

栄養・食事計画
えいよう・しょくじけいかく

nutrition and meal planning

栄養計画により対象者に合った適切

表 3b　栄養評価（栄養アセスメント）の種類

身体計測	●体の大きさや構成を評価するもので、身長、体重、周径囲（腹囲、上腕囲など）、皮下脂肪厚（上腕三頭筋部、肩甲骨下部など）の測定がある。 ●発育状況の評価、体格指数を用いた肥満度の評価、体脂肪率や筋肉量などの評価を行う。 ●安全で非侵襲的で被験者の負担が少ないことに特徴がある。
生理・生化学検査 （臨床検査）	●生理学検査：栄養状態の変化に伴う機能的な変化（身体活動能、循環機能、呼吸機能、視覚・味覚機能、免疫能）を測定、評価する。具体的には握力、最大酸素摂取量、心電図、血圧、暗順応、味覚閾値などの測定がある。 ●生化学検査：血液や尿中の関連成分の測定と評価を行う。
食事調査	様々な方法があるが、食べた食物の種類と量を調べ、エネルギー及び栄養素摂取量や食品摂取量を評価する。
知識・態度調査	健康や栄養、食に関する知識や態度を測定し評価を行う。

な給与栄養目標量を設定し、食事を提供するための方法や内容（食品構成や献立）を計画すること。具体的には、給食施設において、利用者のニーズ、身体状況、栄養状態、食習慣などを評価し、その結果から栄養介入の目標設定を行い、給与栄養量、食事配分、栄養教育計画を決定する。また、施設の予算や設備などの食事提供条件を考慮し、提供方法を踏まえた献立作成基準の作成などを行うことを含む。

栄養出納表
えいようすいとうひょう

nutrition balance sheet

給食の献立があらかじめ設定した給与栄養目標量や食品構成を満たしているのかを評価するため、ある一定期間内での利用者1人1日当たりの食品群別使用量、エネルギーや栄養素の給与状況、各種栄養比率などを求め記録す

る表。保健所等監督官庁への報告や内部評価の際にも利用されることがある。内容や書式は施設によって異なる。

栄養評価
えいようひょうか

nutrition assessment

健康状態、栄養状態の改善の必要性、そのための食事改善の必要性及び改善すべきことを明らかにすることを目的として調査し、その結果を評価すること。給食施設においては栄養補給計画を立てるに当たり実施する。

具体的には、性・年齢などの対象者の属性を基本情報とし、身体計測、生理・生化学検査（臨床検査）、食事調査、知識・態度調査が該当する（表3b）。各種基準値や食事摂取基準などと得られた結果を比較し、評価・判定する。
＝栄養アセスメント

栄養表示基準

えいようひょうじきじゅん

nutritional content labeling standard

食品表示法に基づき定められており、販売に供する食品に、内閣府令で定める食品表示基準に定められている栄養成分またはエネルギー量に関する表示を行う場合に適用される基準。

販売するための食品の栄養成分等の表示に一定のルール化を図り、消費者が食品を選択する上での適切な情報を提供することを目的にしている。

エネルギー産生栄養素バランス

えねるぎーさんせいえいようそばらんす

energy production nutrient balance

エネルギーを産生する栄養素であるたんぱく質、脂質、炭水化物（アルコール含む）の総エネルギー量に占める構成比率のこと（％エネルギー、％E）。それぞれの栄養素が1g当たりに産生するエネルギー量の概数としてたんぱく質及び炭水化物は4kcal/g、脂質は9kcal/g の Atwater 係数が用いられる。それぞれの量をエネルギー量に換算し、エネルギーに占める比率を計算し求める。

目標量は、初めにたんぱく質を算定し、続いて脂質を算定する。これらの合計摂取量の残りとして、炭水化物を算定する。目標量は、たんぱく質は13〜20％E、脂肪は 20〜30％E、炭水化物は 50〜65％E である。

高齢者は、加齢に伴い身体活動量が低下し、必要エネルギー摂取量が低く

なることが考えられるが、たんぱく質は、フレイル予防を考慮して、目標量の比率が上昇している。

観察調査法

かんさつちょうさほう

observation survey

調査対象者の生活状況や行動を観察し、実態を把握する方法。調査方法には2つあり、五感の活用で得られるものと、観察記録から情報を収集する方法がある。調査者が巡回や見学をするなど、対象者と行動をともにしながら観察する「参与観察」と、調査者が第三者として対象者の行動などを客観的に観察する「非参与観察」がある。

官能評価

かんのうひょうか

sensory test

人の感覚（味覚、視覚、嗅覚、聴覚、触覚の五感）を用いて、対象となるモノの品質評価（料理や食品の味、テクスチャー、色、香り、温度など）や、好き嫌いの程度を検査する方法。

人の感覚器官を測定器とし、硬さや塩味の強さなどを判別する分析型官能検査と、好みなど人の特性を物差しとして、食品や料理を鑑別する嗜好型官能検査がある。

給食委員会

きゅうしょくいいんかい

food (meal) service committee

　特定給食施設等における給食運営を適切かつ円滑に進めるための検討機関。栄養委員会や食堂委員会などと呼ばれることもある。

　施設の種類や規模あるいは運営形態の違いによって、委員会に参画するメンバーは異なる。また、定期的に開催する施設と必要に応じ不定期に開催する施設がある。

　検討される内容は、献立、費用、食事の品質、サービス、行事、健康・栄養教育、苦情処理、給食システム全般など多岐にわたる。

　委員会において十分な意見交換やコミュニケーションが確保されることは、給食の質的向上を目指す上で重要なポイントとなる。

教育媒体

きょういくばいたい

educational media

　教育を行う際に用いる伝達のための媒介手段のこと。給食は、栄養教育の媒体の1つであり、教材である。どのような食事を摂取するのがよいのかを、実際に見て、食べて、味わう、といった食べる体験から学習できる。給食提供と同時に、その食事の栄養成分表示を行うためのポップ、紙媒体で伝えたい内容について簡単にイラストを交えて示す卓上メモ（テーブルポップ）などがある。また、1枚の紙に印刷するリーフレット、複数ページで冊子とするパンフレットなどがある。給食だよりや期間献立表は、リーフレットの形式で作られることが多い。健康強調表示（ヘルスクレーム）は、食品や栄養素などと健康との関係について表示するものである。

行事食

ぎょうじしょく

special event meal

　正月、ひな祭りなどの節句、冬至、年越しなどの行事を祝った季節の食材料を用いたハレの日の食事のこと。行事食を定期的に組み入れた献立は、日常食の中に楽しみや季節感などで変化をつけることができる。

　行事食の多くは、日本の伝統や風習で伝えられてきた行事に伴う地域や家庭で伝えられてきた食事である。

郷土食

きょうどしょく

local specialty

　地域の生産品を主体とし、その地域で発展した調理方法などで作られた料理。地域の気候・風土の下で生産された食材料の特徴を生かし、生活環境の中で生み出された調理方法に育まれ、伝えられている料理。

＝郷土料理

健康な食事
けんこうなしょくじ

healthy eating patterns

平成 26（2014）年、厚生労働省によって唱えられた食事。日本人の長寿を支える「健康な食事」とはどのような食事であるか、健康、栄養、食品、加工・調理、食文化、生産・流通、経済など多様な側面から、その食事を構成する要因が整理・検討された。

ここで、「健康な食事」とは、「健康な心身の維持・増進に必要とされる栄養素バランスを基本とする食生活が、無理なく持続している状態を指す」としている。また同時に、日本の食文化の良さを引き継ぎ、おいしさや楽しみを伴う食事の重要性を示している。また、健康な心身の維持・増進に必要とされる栄養バランスを確保する観点から、主食・主菜・副菜を組み合わせた食事の推奨を図る際のポスター等各種媒体で活用するシンボルマークが作成されている。さらには、中食・外食の利用が増えている実態を踏まえ、生活習慣病の予防その他の健康増進を目的として提供する食事の目安が示されている。
→スマートミール

固定メニュー
こていめにゅー

regular menu

事業所給食施設などにおいて、日替わりで変化するメニューだけでなく、毎日提供されている固定のメニューの

こと。飯のほか、カレーライスや麺類などがある。
→選択食

献立
こんだて

menu

1回の食事を構成する料理や食品の組み合わせのこと。主食を飯（米）とし、一汁二菜または三菜を組み合わせるパターンが代表的である。また、栄養的なバランスを整えやすいパターンとして、主食、主菜、副菜の組み合わせがある。献立には、料理を構成する食品とその量も含まれる。給食施設では、利用者に提示する献立は1回に提供する食事を構成する料理名や食品名のみを示す場合が多いが、料理の主材料（食品名）や材料ごとの1人分の量を示す場合もある。

献立作成は、料理ごとに主材料とその量を決定しつつ、料理の組み合わせを決定し、1回の食事として組み立てていくことである。

客をもてなす供応食では、食文化、様式によって、供する料理の種類と順序が定められている。
＝メニュー

献立管理
こんだてかんり

menu management

食事の品質（栄養、衛生、満足度、経済など）向上の視点から、献立の計画、作成、実施、評価を行うこと。評

価の対象は、利用者の評価（喫食率、残菜率、料理の味などに対する満足度やニーズやウォンツ）と提供者の評価（作業、衛生、工程など）、食材料原価などがある。これらの評価を定性的、定量的に把握し、献立の開発や改善に活用する。

＝メニューマネジメント

献立計画
こんだてけいかく

menu planning

給食の目的に沿って、栄養量、食品構成、利用者の嗜好、季節、調理法、色彩の調和、調理する側の諸条件（調理技術、調理機器の種類と性能、時間など）を考慮し、提供方式（単一定食方式、複数定食方式、カフェテリア方式等）に応じた料理を考え、組み合わせること。

献立は、食事計画に基づいて通常2～4週間を1期（期間献立）として、同一期間内の献立に変化をつけ、1～2週間の食品群別平均使用量が食品構成基準に達することを目標とする。

献立形式
こんだてけいしき

style of menu

1回に提供する食事における料理の標準的な構成や並べ方、提供する順序の定め。文化や伝統により作られた献立の形式。例えば、日本料理における本膳料理、懐石料理、会席料理などである。

献立作成基準
こんだてさくせいきじゅん

menu planning criteria

献立作成の方針を示す基準。1日当たりのエネルギーや栄養素量の給与目標量や食事区分ごとのエネルギーや栄養素の配分、主食・主菜・副菜といった食事パターン、料理区分ごとの主材料の使用頻度や1回当たりの提供量の目安、食品構成などによって示される。

献立表
こんだてひょう

list of menu

1回の食事を単位とする、料理や食品の組み合わせを示すもの。料理名のみを示す場合や、料理ごとの主材料を示す場合、料理ごとの食品・調味料の種類と分量を示す場合、時には調理法、作業指示なども記載するなど、その示し方は様々である。また、1回の食事のみではなく、一定の期間（1週間、1か月など）の献立を一覧にして示す献立一覧表もある。

また、計画段階を予定献立表といい、これに基づいて給食を実施した際に生じる変更（材料の変更、調味料などの重量の増減など）を訂正記入したものが、実施献立表である。

献立評価
こんだてひょうか

menu evaluation

提供者側及び利用者側の視点から献

立を評価すること。提供者側の評価では、予定献立と実施献立の比較、給与栄養量、検食簿、作業量、費用など、利用者側の評価では嗜好調査、残菜調査（喫食状況調査）、身体状況の変化など総合的に評価し、次回の給食に生かす。

献立分析
こんだてぶんせき

menu analysis

作成及び提供した献立が利用者の特性に応じたものであったかを分析すること。栄養、嗜好、生産性、費用、衛生、栄養教育などから分析する。販売食数や売り上げ金額を用いた ABC 分析やプロダクト・ポートフォリオ・マネジメントがある。
＝メニュー分析
→ABC 分析

サービングサイズ

serving size

料理の 1 回当たりの標準的な提供量。

サイクルメニュー

cycle menu

一定期間の献立を、過去の実施献立の評価などを参考に重複しないように立案し、これを繰り返していく献立の運用方法。サイクルメニューの導入は、食品の計画購入、調理作業の標準化を行いやすくし、給食運営の効率化

を目的としている。

1 サイクルの献立を期間献立といい、1 サイクルの長さは給食施設の特性に応じて検討が必要であるが、2 週間から 1 か月程度が一般的である。季節の食材、行事食を加え、四季単位のサイクルで作成し変化をもたせた運用方法がある。

残菜調査
ざんさいちょうさ

plate waste survey

食事の食べ残しである残菜について、料理別や献立別に、その量である残菜量やその内容を調べること。残菜の同義語として、「残食」を用いることもある。供食重量に対する食べ残した量の割合を算出した残菜率〔残菜重量÷供食重量×100＝残菜率（%）〕は、栄養管理、品質管理、原価管理などの評価項目の 1 つとなる。給食施設において同じ調査対象者に、一定期間、同一質問（残した量、嗜好など）を繰り返し実施する。パネル・テクニック調査法を使って、個人の残菜量（喫食量）の把握や変動を調査し、一定期間内の意見や意識の変化をみる。
＝残食調査
→摂取量調査

残食調査
ざんしょくちょうさ

survey of leftover dishes

①料理や献立の残った数である残食数を調べること。ここでいう残食と

は、調理（仕込み）した食数に対して、供食（提供）し、残った食事を指し、盛り残しではない。

②利用者の中で食べ残した人の人数を調べること。喫食した人の中で、残した人の割合を残食者率という。

③料理別や献立別に、食べ残しの量やその内容を調べること。
＝残菜調査

嗜好調査
しこうちょうさ

food preference survey

好き、嫌いといった好み（嗜好）を調べるなど、個人や集団を対象に多様な物事に対する好みを調査すること。

給食では、提供した料理や献立の好き嫌いや適応度、料理の組み合わせなどの満足度、献立の適否、サービスや食事環境などの満足度、食事に対する要求なども調査項目となる。

また、選択食が提供されている場合には、利用者の選択状況の調査が該当する。

実施量
じっしりょう

served amount of meal

計画（予定）に対して実施された量のこと。食品の使用量や料理の盛りつけ量、給与栄養量などがある。

予定と実施の差異は、食材料の検収量、廃棄量、調理による変動、器具への付着などによって起こる。
→予定量

質問紙調査
しつもんしちょうさ

questionnaire

調査目的に沿った質問内容、回答方法、質問の順序を決めた一定の様式の調査票を用いて調査を行う方法。

調査方法には、①対象者が自分で記入する「自計式」＝「自記式記入法」と、②調査員が対象者と面接した内容を記録する「他計式」＝「面接聞き取り法」がある。

調査票の回答の取り方は、対象者による言葉で回答欄に記入する「自由回答法」と、選択肢を用いる「プリコード式」がある。使用する選択肢は、2つから1つ選ぶ「二項式」と、3つ以上の選択肢を置く「多項式」に大別される。

食環境
しょくかんきょう

food environment

食物へのアクセス及び食・栄養に関連する情報へのアクセスができる状況、並びに両者を統合した状況のこと。給食は利用者にとって食環境の1つである。給食施設においては、適切な栄養管理を実施できる体制を整えることが、利用者に対する食環境の整備である。

食事区分
しょくじくぶん

meal type

1日にとる食事を時間帯などで区分

表 3c　食事区分

朝 食	朝（の時間帯）に食べる食事のこと。
昼 食	昼（の時間帯）に食べる食事のこと。
夕 食	夕または夜（の時間帯）に食べる食事のこと。
間 食	朝食、昼食、夕食の間の時間に食べる食事のこと。
補 食	朝食、昼食、夕食以外に、エネルギーや栄養素を補う目的で食べる食事のこと。
夜 食	夕食以降の時間帯に食べる食事のこと。

けしたもの（**表3c**）。一般的には時間帯より朝食、昼食、夕食と区分している。また、夕食後、夜遅くとることを夜食と区分している。更には、食事と食事の間に食べることを間食あるいは補食という。

補食の場合、3食ではとりきれないエネルギー、栄養素を補う目的での食べ物を提供することが多い。

食事計画
しょくじけいかく

meal planning

対象者の栄養計画に基づき献立作成基準の作成、それらに基づく食品構成の立案、献立計画を行うことの総称。同時に、食事時間、食事を提供するための施設・設備の諸条件をもとにした、提供方法、サービス内容の計画を含む。

食事形態
しょくじけいたい

meal form, meal texture

食事を構成する主食・副食の硬軟や形状の違い。常食、軟食（分粥食）、流動食など主食の軟らかさに対応した分類のほか、きざみ食、とろみ食、ゼリー食、ミキサー食など物理的な形状の違いによる分類も認められる。
＝食事形状、**食形態**

食事パターン
しょくじぱたーん

menu pattern, meal pattern, menu variety

食事を構成する料理の組み合わせのこと。一般的な献立では、主食、主菜、副菜、汁物等の組み合わせのこと。一汁二菜または三菜等の表現も用いられる。

食事バランスガイド
しょくじばらんすがいど

Japanese Food Guide Spining Top

望ましい食生活についての目標や方針を示した食生活指針を具体的な行動に結びつけるものとして、1日に「何を」、「どれだけ」食べたらよいかの目安をわかりやすくイラストで示したもの。2005（平成17）年6月に厚生労働省と農林水産省の共同により作成された。

食数管理

しょくすうかんり

meal count management/control

　給食施設での利用者の人数、調理数、食事種類数などを予測管理し、実際を把握し、評価すること。食数表によって整理し、食材料管理（発注）、作業工程、人事管理、原価管理に直接的にかかわる重要な業務。

　食数とは、給食施設を利用する人の数やそれをもとに決定した料理の提供数である。

食生活指針

しょくせいかつししん

dietary guidelines

　政府機関が国民自らの食生活や関連する事柄の改善などについて留意したり、具体的に取り組むための目標や方向を示したもの。

　1985（昭和60）年、当時の厚生省は、食生活の改善についての自覚を促し、望ましい食生活を実践してもらうことにより健康増進を推進するための「健康づくりのための食生活指針」を、さらに1990（平成2）年には「健康づくりのための食生活指針（対象特性別）」を策定した。また、2000（平成12）年には生活習慣病の予防、食べ残しや廃棄に関する資源の無駄や環境問題、食にかかわる社会的・文化的問題などに対応するため、厚生省、文部省、農林水産省（いずれも当時）が合同で新しい「食生活指針」を策定している。

食品群

しょくひんぐん

food groups

　食品が含有する代表的な栄養成分の種類や特徴により食品を分類したもの。栄養教育には、3群、4群、6群が主に用いられている。給食における栄養管理報告書や栄養出納表では、15群が主に用いられている。

食品群別荷重（加重）平均成分表

しょくひんぐんべつかじゅうへいきんせいぶんひょう

table of weighted average nutrition elementary food group

　食品の使用比率を考慮もしくは勘案した、食品群100g当たりの栄養成分表のこと。栄養出納や栄養報告書の作成に際して用いられることが多い。

　特定給食施設等の状況や利用者の特性、食事内容、使用目的に応じ、施設ごとに作成される。

食品群別給与量

しょくひんぐんべつきゅうよりょう

amount of served food group

　一定期間の食事提供で使用した食品の1日または1回当たり使用重量を、食品群ごとに示したもの。

　一定期間の献立について、食品群ごとの使用傾向を把握することで、栄養計算をしなくても栄養素バランスのおおよその傾向が把握できる。そのため、足りない食品群を補うような献立作成など、評価・改善活動の資料とな

る。また、価格を表記することで一定期間の食材料の価格を検討するなど、原価管理にも用いることができる。

食品構成
しょくひんこうせい

dietary composition

個人や集団に対するアセスメント結果をもとに、望ましいエネルギーと栄養素摂取が得られるように、栄養素間相互の関係を考慮し、どのような食品や食品群を組み合わせて、どの程度提供し、摂取してもらえばよいかの目安量を示すもの。

食品群を構成する食品の種類や量は、対象者や対象集団が食事として無理なく摂取できる内容であることに留意しなければならない。

人員構成表
じんいんこうせいひょう

population profile by age, sex and physical activity level

給食を計画する際に対象となる利用者集団の性、年齢、身体活動レベル、及びその他必要な情報に関する人員の構成を確認し作表したもの。定期的あるいは人員構成に変化が生じた場合に作成する。

スマートミール

smart meal

「健康な食事・食環境」認証制度における健康づくりに役立つ栄養バラン

スのとれた食事のこと。その基準は、一食の中で、主食・主菜・副菜が揃い、野菜がたっぷり、食塩のとり過ぎにも配慮した食事で、450〜650kcal未満の「ちゃんと」と650〜850kcalの「しっかり」がある。

対象は、外食・中食・事業所給食において、基準を満たした食事を継続的に、健康的な空間（栄養情報の提供や受動喫煙防止等に取り組んでいる環境）で提供している店舗や事業所。認証は、「健康な食事・食環境」コンソーシアムが行う。

→健康な食事

摂取量調査
せっしゅりょうちょうさ

survey on actual amount of food consumption

提供した食事のうち実際に利用者に摂取された量の調査。給食施設における摂取量調査としては、集団での調査と、利用者個人ごとの調査とがある。集団で把握する場合は、利用者の残菜を回収してその量を実測し、提供量から差し引き摂取量とする。提供量はできあがり量と盛り残し量を実測し、その差から求める。個人ごとの摂取量の測定の方法には秤量法と目測法がある。秤量法は提供量と残菜量を測定し、その差から求める方法である。目測法は提供量を100％（10割）とし、残菜がその何％（割）に相当するかを目視して評価し、摂取した割合から摂取量を求める方法である。目視のスケールは10段階、5段階、4段

階などがある。また、目視は料理ごとに行う場合と、主食と副食の2区分で行う場合とがある。いずれも残菜の割合から摂取量割合を求める。

選択食

せんたくしょく

selective menu

　利用者の意思により、主食、副食（主菜、副菜）、デザートなど、それぞれ複数の料理の中から一部またはすべてを選択できる食事の提供方法。利用者が選択できるように複数準備された献立を選択メニューといい、この提供方式を選択メニュー方式（選択献立方式、カフェテリア方式）という。また、常時提供している固定的なメニューを固定メニュー（レギュラーメニュー）といい、経営のコンセプトと融合しているケースが多い。

　なお、選択時に利用者の嗜好に偏りやすいため、同時にわかりやすい栄養情報の提供が必要である。また、利用者全員に実施できない場合には、利用者間にサービスの格差が生じる。更に、献立・発注業務や、調理業務などが複雑になり、新規の設備や給食スタッフの増員が必要になるといった問題も生じる場合がある。
＝セレクト給食
→固定メニュー

定食

ていしょく

set menu

　主食、主菜、副菜などを組み合わせて提供する方式。定食型の献立を1種類だけ提供する単一定食（単一献立、単一メニュー）と、2種類以上の定食から対象者が選択する複数定食がある。また、単一定食の提供方法を単一献立方式という。

　単一定食の場合は、利用者に選択する自由がないため、1食の中で栄養バランス、利用者の嗜好を組み入れることが大切である。

ヒアリング方式

ひありんぐほうしき

listening comprehension

　聞き取り調査法の1つ。一定様式の質問紙を準備するインタビュー方式の調査と異なり、あらかじめ大筋の質問は用意するが、回答は対象者に自由に述べてもらうもの。予定した質問から回答内容がずれる場合もあるが、定量的な調査では得られない、対象者に潜在する意見を聴取することができる方法。

複数献立

ふくすうこんだて

multiple menu

　2種類以上の定食献立または1種類の定食献立と何種類かの一品料理を提供する方式のこと。対象者が自分の意思によって選ぶことができる。また、

対象者の年齢や性別による嗜好の違いなどに配慮した献立作成をすることができる。

単一定食に比べ、調理作業が増すことに配慮して献立作成をする必要がある。また、対象者の嗜好による選択となりやすいので、選択方法などの教育も必要になる。

複数献立の提供方法を、複数献立方式という。
＝複数メニュー

ヘルシーメニュー
healthy menu

一般には生活習慣病予防等を目的として、エネルギーや脂質量、食塩相当量を抑えたり、不足しがちな栄養素（カルシウム、鉄、食物繊維等）の摂取が期待できるような特徴をもたせた献立。給食施設で利用者の健康志向に応じて、施設ごとに特徴をもたせており、販売促進も考慮して施設独自に名称をつけている場合もある。

ポーションサイズ
portion size

食品・料理を数える単位。1枚、1匙、1杯、1個、1切、1カップなど。

マスターメニュー
master menu

病院食のように、食形態の違いや各種治療食へ展開させるための基本となる献立。食材料購入・調理作業の簡素化、食材料の合理的使用などのメリットを生じ、品質の高い多種多様な食事サービスが可能となる。現在は、マスターメニューをコンピュータに登録して献立作成（展開）を行うことが多い。
＝基本献立

予定量
よていりょう
dietary amount of planning

献立等給食の計画段階での量。食品の使用量、純使用量、または予定される盛りつけ個数や重量、給与栄養量などがある。
→実施量

料理カード
りょうりかーど
recipe card

献立作成の合理化を目的として、主要食品別、調理法別、様式別で選択することができる料理のカードのこと。一方、献立カードは、主食・主菜・副菜の組み合わせを1枚のカードにしたものをいう。

カードには、料理名、食品名、1人分の純使用量、栄養量、調理法、代替食品などの他、実施した月日、利用者の評価などを記載し、次回の献立作成に活用する。

現在は、これらカード方式を献立マスター、料理マスターとしてコンピュータに登録し、献立作成を行うことが多い。

料理区分

りょうりくぶん

dish category

献立を構成する料理の栄養学的・形態的あるいは伝統的特徴による分類のこと。

視点や考え方の違いによって、様々な区分が認められる。例えば、食事バランスガイドにおいては、料理や食品に含まれている栄養素の特徴や日本人の食事状況等を考慮して、主食、副菜、主菜、乳・乳製品、果物、その他（嗜好飲料、菓子など）とされている。

また、わが国における従来からの一般的な視点からは、主食、副食〔主菜＋副菜〕、汁物、デザート、飲料というような区分も認められる。

料理様式

りょうりようしき

style of dishes

日本料理様式、西洋料理様式、中国料理様式など、様々な料理の様式のこと。献立作成時には日常の食事として和食、洋食、中華と分類し、対象者の嗜好に合わせて料理様式を検討する。

4 生産管理

食品を料理として提供するまでの調理作業工程管理に関する用語をまとめた。給食の大量調理に関する用語、そのための調理科学的アプローチに関する用語、さらに生産管理の科学的アプローチに関する用語がある。

相見積もり

あいみつもり

cost estimates from multiple traders

信頼のおける複数の業者に、購入予定品目の規格や数量、納入時期等の条件を提示して見積書を提出させ、品質や価格などを比較検討して契約業者を決定する方法。見積書提出業者同士の適正な競争が保たれるように注意する必要がある。

食材料の購入においては一般によく用いられる。

遺伝子組換え食品

いでんしくみかえしょくひん

genetically modified food, GM food

除草剤や害虫などに対する抵抗力のような、本来備わっていなかった有用な性質を遺伝子組換え技術を用いて人為的に遺伝子に組み込んだ農作物。その安全性は食品安全委員会において科学的に評価される。

＝バイオ食品

カミサリー

commissary

食材料や給食関連消耗品を一括購入し、保管、配送までをまとめて行う流通センター。複数の給食施設が共同で設置する。流通段階の省略、大量購入による経費の節減ができ、各給食施設

において合理的・効率的な運営が可能となる。また、生産原価の引き下げと品物の品質の安定化が期待できる。調理機能をもたせた施設もあり、この場合はセントラルキッチンともいう（p.71、表4c）。

期限表示

きげんひょうじ

date marking

食品表示法に基づく食品表示基準により義務づけられた加工食品の消費及び賞味期限表示。

消費期限は、食品等を未開封の状態で定められた方法によって保存した場合に、腐敗、変敗その他の品質の劣化により、衛生上の危害が発生するおそれがないと認められる期限を示す年月日で、品質の劣化が早く、期限を過ぎたら食べないほうがよい期限。弁当、惣菜、調理パン、生菓子類、生めん類、食肉などには消費期限が表示される。

賞味期限は、定められた方法によって保存した場合に、期待されるすべての品質の保持が十分に可能であると認められる期限を示す年月日で、おいしく食べることができる期限と考えてよい。従って、賞味期限が過ぎたら食べられなくなるわけではない。品質劣化の速度が比較的遅く、衛生上の危害が発生しにくい食品に表示される。ハム・ソーセージ、即席めん類、冷凍食品、レトルト食品、牛乳・乳製品、清

涼飲料水などには賞味期限が表示される。食品衛生法に基づく食品の日付表示も製造年月日表示から期限表示に変更されている。

期首在庫量
きしゅざいこりょう

beginning inventory

ある期間の最初の時点（期首）での在庫量。食材料が適正に管理・統制できたかを確認するため、期間を定めて定期的に品目別に在庫量の調査（棚卸し）を行う。期首在庫量を金額換算したものを期首在庫金額という。

期首在庫量と前の期間の期末在庫量は同量であり、食材料費の算出資料となる。

→期末在庫量、食材料費、棚卸し

期末在庫量
きまつざいこりょう

ending inventory

ある期間の最後の時点（期末）での在庫量。食材料が適正に管理・統制できたかを確認するため、期間を定めて定期的に品目別に在庫量の調査（棚卸し）を行う。期末在庫量を金額換算したものを期末在庫金額という。

棚卸しで確認した在庫量が期末在庫量であり、期間中の食材料費の算出資料となる。また、期末在庫量と次の期間の期首在庫量は同量であり、食材料費の算出資料となる。

→棚卸し、食材料費

競争入札
きょうそうにゅうさつ

competitive bidding

物品の売買や請負契約などにおいて、契約業者を選定するために、条件を提示したのち、複数の業者から価格等条件を申し込みさせる（札を入れる、入札）方法。競争入札には大きく分けて一般競争入札と指名競争入札の2種類がある。

一般競争入札は、発注者が契約締結に必要な条件を一般に公告し、それを受けて不特定多数の参加希望者が入札する。これにより複数の業者を競争させることになる。複数の中から最も有利な条件を提示した入札者と契約を締結する。極めて公正で経済性を発揮するが、手続きが複雑で時間と経費がかかる。

指名競争入札は、発注者があらかじめ資力や信用その他について適切と認める複数の業者を指名し、指名された業者に一般競争入札の手順に準じて競争させ、その中から最も有利な条件を提示する者と契約を締結する。一般競争入札と比較し公告の手間は省けるが、一般競争入札と同様に時間と経費がかかる。食材料の購入においては、食品の衛生上安全な取り扱いや納期の正確性などを加味して、信頼のおける複数の業者を指名して行われる。価格変動が小さく使用量が多い米や調味料、缶詰などの貯蔵食品や災害発生時用の備蓄食品等を計画的に大量に一括購入する際に用いる。

検収

けんしゅう

inspection

　業者から納品される食材料が発注ど
おりのものであるか、業者立ち会いの
下で検収担当者が発注書の控えと納品
書を照合し、検収記録表（簿）に基づ
き現品を点検・記録して受け取ること。

　検収記録表には食材料の重量（数
量）、品温（業者の運搬時温度管理が
適切であったかどうかの確認を含
む）、表示された期限を記入するとと
もに、包装状態や害虫・異物混入の確
認、外観・色合い・臭いなどの鮮度判
定※を五感で行い記録する。異常品が
ある場合は業者に返品・交換を依頼す
る。同じ食材料での交換品がない場合
は代替食材料を準備し、献立の変更を
速やかに行う。

　（※鮮度判定：五感による感覚的判
断、理化学的方法による客観的判断）
→発注

在庫管理

ざいこかんり

inventory management

　貯蔵食品の入庫・出庫の食品受払を
常に的確に行い、在庫量、品質、保管
環境等を定期的に調査して正確に把
握・記録し、必要とする時に使用でき
るよう維持・管理すること。食材料の
種類や特性、使用頻度等を考慮して品
目別に収納場所を定め、先入れ先出し
を励行し出納管理する。在庫台帳と在
庫量が一致しない場合は、その原因を

明らかにして台帳を訂正する。

　貯蔵食品の在庫量は、品目別の使用
量や使用頻度、品質保持期限、価格、
保管スペースなどから在庫上限値
（量）と、注文から納品までの期間に
使用する量を目安に在庫下限値（量）
を定め、在庫下限値に達する前に発注
して的確に在庫管理する。

時間−温度・許容限度（T-T・T）

じかん−おんど・きょようげんど

time-temperature tolerance

　食品の品質を劣化させずに保管でき
る期間と保存温度との間に存在する、
個々の食品ごとの一定の関係。食品は
一般に低温にすることによって品質を
保持できる期間は長くなるが、食品に
よって適温が異なるためその期間は一
定でない。保管温度は、さまざまなガ
イドラインに基づき、保冷、冷蔵、氷
温、冷凍等に区分されている（表4a）。

食材料費

しょくざいりょうひ

food cost/cost of food material

　食材料の購入に要する費用。給食の
原価に占める割合が高く、人件費、経
費と合わせたものが製造原価となる。

　食材料費を適正に管理するために
は、食品類別、品目別、日・週・月別
等で算出し検討する必要がある。ま
た、生鮮食品は、月や季節による変動
が大きいことから常に市場価格を把握
し、食材料費を管理する必要がある。

　期間中の食材料費は次式にて算出す

表 4a　保管温度区分

室　温	保　冷	冷　蔵	氷　温	冷　凍
20℃ 前後	10℃±5℃ 10℃ 以下[*1]	10℃ 以下 3℃ 以下[*2]	0℃ 前後（−3〜0℃） 0℃ から氷結点まで の未凍結温度領域[*3]	−18℃ 以下[*2,4] −15℃ 以下[*1,5]

注）[*1] 大量調理施設衛生管理マニュアル、[*2] 厚生労働省：病院、診療所等の業務委託について、[*3] 氷温協会、[*4] 日本冷凍食品協会：冷凍食品自主的取扱基準、[*5] 食品、添加物等の規格基準

ることができる。

　食材料費＝期首在庫金額＋期間支払い金額−期末在庫金額
→期首在庫量、期末在庫量

食材料費日計表
しょくざいりょうひにっけいひょう

daily balance sheet for food material cost

　実施献立に対し、実際の食材料費を日ごとに算出した表。1 日の食材料費が予算内であるかを確認することができる。表には、食材料ごと、食品群ごとまたは料理区分ごとの食材料費と、全体の食材料費に対する各々の占有比率を算出したものが記載されていることが多い。食材料費が適正であるかを評価することができる。

食品鑑別
しょくひんかんべつ

food discrimination

　食品の品質に異常や問題がないかを見分けること。鑑別する方法として、官能評価、科学的評価、物理的評価があるが、食品納入時に行う食品鑑別は、衛生管理の視点から、目視による鮮度の確認や異物混入・異臭、包装の破れがないか、温度、期限表示が管理基準内かを確認する。大規模の給食施設では、納入業者が定期的に実施する微生物・理化学検査結果を提出させる。

随意契約
ずいいけいやく

negotiated contract

　物品の売買や請負契約などにおいて、発注者が任意（随意）に特定の業者を選んで契約を締結する方法。市場等で直接買いつける場合もこれに当たるが、一般に信頼のおける複数の業者を選定し随意に契約する。契約に当たっては複数の業者に交互に発注するなど、競争原理が働き適正価格が保たれるように配慮する必要がある。

　発注者は購入する食材料等の適正価格を常に把握しておくことが重要である。

　生鮮食品等価格変動が大きい食材料の購入契約などに用いる。

生鮮食品
せいせんしょくひん

perishable food

貯蔵が困難な食品。鮮魚、生肉類、葉もの野菜、きのこ類、果実、豆腐、パン、生めんなどが挙げられる。野菜の廃棄部分を処理し、洗浄した後、料理の形態に合わせて切さいした状態で流通されるカット野菜もこれに含まれる。

これらの食品は、購入後速やかに使用しないと品質が低下し、鮮度が落ちたり食中毒を引き起こすので、使用当日または前日に購入することが望ましい。

保存条件による分類では、即日消費食品と呼ばれることもあり、各食品に合わせた温度帯で輸送、保存を行う。

棚卸し
たなおろし

inventory

期間を定め、定期的に食品受払簿と在庫量を照合すること。一般に一か月単位で品目別に在庫量調査を行い、食品受払簿と実際の在庫量に差がある場合には、その原因を究明して食品受払簿を訂正し、実際の在庫量と一致するように調整する。

棚卸しで確認された在庫量を期末在庫量といい、食材料費の算出資料となる。
→期末在庫量

単価契約
たんかけいやく

unit price contract

競争入札や相見積もりで、期間内に購入する食材料の品目別の単価を事前に決定して契約する方法。調味料や缶詰など単価が安定していて使用頻度が高く、使用量が多い食材料の購入に用いられる。契約に当たっては前年度における品目別購入量の実績など、購入予定数量が想定できることが必要である。
→相見積もり、競争入札

地産地消
ちさんちしょう

local production for local consumption

農林水産省によれば、国内の地域で生産された食用農林水産物を、その生産された地域内において消費する取り組み。ねらいの一つとして食料自給率の向上がある。地域内で生産された食料を消費することにより環境負荷を低減させていこうという市民運動「フードマイルズ運動」と連動させることもできる。食材を献立に組み入れる際には、食育として利用者への情報伝達を効果的に行う。

調理済み食品
ちょうりずみしょくひん

cooked food

調味加工されてそのまま食べられる状態の食品のこと。RTE食品（ready

to eat food）ともいう。惣菜などのように、即日消費を想定している場合には、その取り扱いは生鮮食品に準ずる。「大量調理施設衛生管理マニュアル」（厚生労働省）では、配送過程においては 10℃ 以下もしくは 65℃ 以上の適切な温度管理を行い、配送時刻を記録することとされている。一方、缶詰や冷凍食品、レトルト食品などのように、保存できる加工済み食品もある。

貯蔵食品
ちょぞうしょくひん

storageable food

貯えることが可能な食品。長期貯蔵食品と短期貯蔵食品に大別される。

長期貯蔵食品とは、米などの穀類やその加工品、豆類、乾物類、缶詰、ビン詰、みそ・しょうゆなどの調味料、香辛料、油など、常温に一定期間おいても品質変化が少なく長期保存が可能な食品のこと。

短期貯蔵食品とは、根菜類、卵、バター、マヨネーズなど、冷蔵庫で短期間保存できる食品のこと。

大量調理施設では、使用頻度が高い貯蔵食品を一括で大量購入することが多いが、貯蔵温度・湿度、貯蔵期間の管理が必要である。

チルド食品
ちるどしょくひん

chilled food

おおむね 5℃ 以下の低温で未凍結状態に保持した食品のこと。チルド食品は、調理されたものを急速冷却し、低温で保存、流通販売される。凍結すると解凍の際品質が落ちるので、凍結しない温度帯を用いることにより、品質低下を防ぎ、素材の風味や食感を維持できる。生めん、乳製品、洋菓子類の他、野菜サラダ、フライなどの調理済み惣菜がチルド流通されている。

低温流通システム
ていおんりゅうつうしすてむ

cold chain

食品の品質劣化を防ぐため、生産から消費までの各段階において、それぞれの食品に適した低温管理下で輸送・保管する時間−温度・許容限度（T-T・T）を取り入れた流通システム。食品は、一般に低温で保管することにより品質保持期間が長くなる。この低温流通システムを活用して流通する食品を、低温流通食品という。
＝コールドチェーン、低温流通機構
→時間−温度・許容限度

廃棄率
はいきりつ

percentage of unused portion

食材料の下処理で皮、根、芽などの不要な部分（非可食部）の分量を百分率（％）で示したもの。食品の大きさ、鮮度、生産の季節、作業員の切り方・技術力、使用機器などにより変動する。できるだけ廃棄率を少なくする工夫をするとともに、過去の廃棄量記録をもとに施設独自の廃棄率を算出

し、発注作業の標準化を図る。
→発注

発注
はっちゅう

order

　必要とする食材料を決定し、業者に
注文すること。発注量は予定献立表に
おいて使用する各食材料の1人当たり
純使用量に廃棄量を加算し予定食数を
乗じて求めた総使用量をもとに、その
食材料の包装単位等を参考に決定す
る。発注する際は、食材料名、規格、
発注量、発注日、発注者氏名、納品日等
を明記した発注書を作成し業者に渡す。
　発注は、購入計画を立てて計画的に
行う。
→廃棄率

発注係数
はっちゅうけいすう

coefficient of ordering

　廃棄が見込まれる食材料の発注の
際、発注量の計算を簡略にするために
用いる係数。可食部率の逆数を求めた
もの。
　発注係数＝(1÷可食部率)×100
　［ただし、可食部率＝100－廃棄率］
　発注量＝(1人当たり純使用量÷
　　　　　可食部率)×100×予定食数
　または
　発注量＝1人当たり純使用量×
　　　　　発注係数×予定食数
＝倉出し係数
→発注

フリーズドライ食品
ふりーずどらいしょくひん

freeze-dried food

　食品を凍結した後、真空条件で水分
を昇華させて乾燥することによって製
造された食品。熱に弱い食材料を長期
保存することを目的としている。風味
の劣化が少なく、果物、インスタント
コーヒー、即席めん類の具、即席みそ
汁などがある。水を加えると容易に復
元できるため、この製法は、バナナ、
いちご、たこやきなどの宇宙食にも使
われている。
　多孔質になるため、吸湿性が高く、
酸化されやすいという難点もある。
＝凍結乾燥食品

有機食品
ゆうきしょくひん

organic food

　農薬や化学肥料を使わずに栽培、収
穫された「農産物」、抗生物質や成長
ホルモンなどを使わずに飼育、生産さ
れた「畜産物」とそれら農産物・畜産
物を95%原料とし食品添加物の使用
を極力抑えた「加工食品」。
　1999(平成11)年に改定された
JAS法により、コーデックスガイドラ
インに準拠して定められた有機JAS
規格を満たしていると認定された場合
にのみ、"有機"表示ができることと
なった。
　JASでは、有機農産物の生産方法の
基準(ポイント)として、①堆肥等に
よる土作りを行い、播種・植え付け前

2年以上及び栽培中に（多年生作物の場合は収穫前3年以上）、原則として化学的肥料及び農薬は使用しないこと、②遺伝子組換え種苗は使用しないこと、が示されている。
＝オーガニック食品

冷蔵
れいぞう

cold storage

主に食品や料理、飲料を凍らない程度の低温に冷却して保存すること。大量調理施設衛生管理マニュアルでは、10℃以下での保存と定められており、−15℃以下は冷凍という（**表4a**）。

冷凍食品
れいとうしょくひん

frozen food

食品の栄養成分や風味などをそのままの状態で長期間保存することを目的として冷凍した食品。（一社）日本冷凍食品協会によって、冷凍食品自主的取扱基準の中で「前処理を施し、品温が−18℃以下になるように急速凍結し、通常そのまま消費者に販売されることを目的として包装されるもの」と定められている。

冷凍食品の衛生に関する規格・基準は食品衛生法で、品質に関する規格はJAS法で定められている。食品衛生法における食品、添加物等の規格基準では、品温は−15℃以下となっている。

レトルトパウチ食品
れとるとぱうちしょくひん

retort pouch food

アルミ箔とプラスチックフィルムをラミネートしたフィルムでできた遮光性と気密性のある容器に食品を入れ、熱シールで密封した後、120℃で4分以上相当の加圧加熱殺菌した食品。加熱殺菌により微生物による腐敗を防ぐと同時に、光や酸素を遮断して化学的な品質低下を抑制することができる。常温での流通や長期保存が可能である。

未開封で袋のまま湯煎するだけで簡便に喫食できるものが多く、カレー、シチュー、スープ、パスタソース、ハンバーグ、米飯類などに利用されている。
＝レトルト食品

生産管理

オペレーション

operation

　一般には機械の操作、作業、計画、仕事、作戦、事業などをいう。それらを給食に当てはめると、狭義には、調理操作、調理作業となる。広義には、経営計画・生産計画に基づいた給食の運営業務全体を意味する。

温菜

おんさい

warm dish

　温かい状態で提供される料理。ご飯、汁物、煮物、炒め物、揚げ物など。

　温菜の嗜好温度には個人差があるが、60℃前後で提供されることが望ましい。「大量調理施設衛生管理マニュアル」では、温菜の保管は65℃以上の温度を維持することとされている。保温性の高い食器の利用や保温庫、ウォーマーテーブル、冷温（蔵）配膳車などの設置が必要である。

温度管理

おんどかんり

temperature control

　給食を生産する上で、食品や水、保管庫内、作業場内などの温度を、目的に合わせて調整し、より良い状態に制御すること。主に、衛生管理と品質管理の2点から温度管理が求められ、制御範囲は調理過程の食品や水、設備、環境に及ぶ。

　衛生管理では、原材料の受け入れや保管時、加熱調理中や加熱調理後の食品、調理済み食品等の温度管理が、それぞれ「大量調理施設衛生管理マニュアル」に示されている。さらに、調理作業の場（室温）の温度管理では、空調設備を整える必要がある。

　品質管理では、料理の仕上がり時刻・保管温度・保管時間を調整することにより、利用者の嗜好温度に適合させ、給食の満足度を高めることが求められる。

温度履歴

おんどりれき

temperature history

　時間経過に伴う水、油、食品、料理などの連続的な温度変化。加熱調理において水量、加熱機器の種類と熱容量、火力等により沸騰到達時間に差が生じ、水の温度履歴も異なる。

　水の温度履歴曲線は、熱を加えて沸騰するまでが温度上昇曲線として示され、沸騰後に加熱を止めると温度下降曲線が得られる。

　大量調理は、少量調理に比べ緩慢な温度上昇による緩慢加熱になりやすい。そのため、少量調理の加熱温度と加熱時間の関係が、大量調理に当てはまらないことがある。大量調理の温度

履歴の特徴を把握し、料理に適した加熱温度と加熱時間の設定が必要となる。急速加熱や緩慢加熱などの加熱速度は、食材料やその重量、熱源などを考慮の上で選別し、給食の品質を高めることが必要である。

解凍
かいとう

defrosting

氷や冷凍食品に熱（水分子 1 g 当たり 80 cal の融解熱）を加えることにより、氷結した水分子を固体から液体へ相変化をさせ、氷結前の状態に戻すこと。冷凍食品の種類、形状により適する解凍方法が異なる。

生食材の緩慢解凍は、その過程で起こる氷結晶の粗大化による組織破壊、及び酵素の作用によるタンパク質の変性があるため、急速解凍がより良い方法とされる。自然解凍、冷蔵庫解凍は緩慢解凍に分類される。氷水解凍は氷水の 0℃ 近い解凍温度により、食材のもつ酵素の活性を抑制してタンパク質や脂質の変性を起こさない解凍方法であり、生肉や生魚などの食品の解凍に最適である。パックされたものまたは袋詰めできる食材であれば氷水解凍が可能。冷凍野菜や冷凍魚（切身）は解凍せずにそのまま解凍調理することにより、氷結晶の粗大化と酵素の作用を避けることができる。調理済の冷凍惣菜の多くは緩慢解凍による品質への影響は少ない（**表 4b**）。

稼働分析
かどうぶんせき

motion and time study

人と機械の生産活動を観察し、生産的作業、非生産的作業に分類し、どのような要素にどれだけの時間をかけているかを分析すること。より効率的な資源活用を実現する生産システムの改善、標準時間の設定を目的とする。

加熱調理操作
かねつちょうりそうさ

cooking

原材料を食事（料理）に変換する過程において、食品に熱を加えるために調理機械や器具を扱うこと。ゆでる、煮る、蒸す、焼く、炒める、揚げるなどがある。加熱方式には、食品に熱が伝わる時に、水を熱の媒体とする湿式加熱と水を介さない乾式加熱、誘電加熱がある。湿式加熱はゆでる・煮る・炊く・蒸す、乾式加熱は焼く・炒める・揚げる、誘電加熱では電子レンジによる加熱にそれぞれ分けられる。

急速冷却
きゅうそくれいきゃく

quick-cooling, rapid chilling

強制的に短時間で冷やすこと。クックチルにおいては、加熱調理後 90 分以内に中心温度 0〜3℃ まで冷却すること。冷風を用いて食材料を強制的に冷やすブラストチラー、真空包装した食材料を冷水中で急速冷却する氷水冷

表 4b　解凍方法の種類

解凍の種類		解凍方法	解凍機器	解凍温度等	適応する解凍食品の例
緩慢解凍	生鮮解凍 凍結品を一度生鮮状態に戻した後、調理するもの	冷蔵庫解凍	冷蔵庫	5～10℃以下	魚肉、畜肉、鳥肉、菓子類、果実
		自然解凍	室内（解凍トレイ）	室温	
		流水解凍	流水槽	水温	
		氷水解凍	氷水槽	0℃	生肉、生魚
急速解凍	加熱解凍 凍結品を加熱し、解凍と調理を同時に行うもの	熱空気解凍	自然対流式オーブン、コンベクションオーブン、輻射式オーブン	150～300℃	グラタン、ピザ、ハンバーグ、コキール、ロースト品、フライ済み食品類
		スチーム解凍	スチーマ、蒸器、スチームコンベクションオーブン	80～120℃	シュウマイ、ギョウザ、まんじゅう、茶碗蒸し、真空包装食品（スープ、シチュー、カレー）
		熱湯解凍	湯煎器	80～100℃	（袋のまま）真空包装食品のミートボール、酢豚、うなぎの蒲焼等、（袋から出して）豆類、コーン、ロールキャベツ、麺類
		熱油解凍	フライヤー	150～180℃	フライ類、コロッケ、天ぷら、唐揚げ、フレンチフライポテト
		熱板解凍	グリドル、ホットプレート、フライパン	150～200℃	ハンバーグ、ギョウザ、ピザ、ピラフ
	電気解凍 （生鮮解凍と加熱解凍の両面に利用される）	誘電解凍	電子レンジ	マイクロ波（2,450、915 MHz）	生鮮食品、各種煮熟食品、真空包装食品
		高周波解凍機		高周波（13 MHz）	生鮮食品
	その他の急速解凍（主として生鮮解凍）	加圧空気解凍	加圧空気解凍機	3 気圧の冷風	大量の魚肉、畜肉
		真空（蒸気）解凍	真空(蒸気)解凍機	低温蒸気の凝縮	大量の魚肉、畜肉

④

生産管理　生産管理

却機、食品の周囲を減圧することにより水の沸点を降下させて食材料がもつ水分を蒸発させて熱を奪う真空冷却機など、急速冷却機の種類により冷却方法が分類できる。

→クックチル

急速冷凍

きゅうそくれいとう

quick freezing, rapid freezing

短時間で強制的に冷凍状態にすること。マイナス温度の冷風を吹きつける方法（ブラストフリーズ）、−20℃以下にしたアルコールなどの不凍液に浸漬する方法、液化窒素ガスを利用する方法などがある。急速冷凍することにより、緩慢冷凍で生じる食材料の組織破壊を少なくすることができる。

クックサーブ

cook-and-serve, cook-serve

加熱調理（cook）した後、速やかに提供（serve）する調理・提供方法。クックチルやクックフリーズに対応して使用される用語であり、従来から行われている調理提供方法である（表4c）。

表 4c　生産・提供システム

生産・提供システム	調理システム	生産と提供の時間的関係	生産と提供の場所	施設設備の特徴
コンベンショナルシステム	クックサーブ	食事提供時刻に合わせて調理・提供作業を行う。	同一施設内。	給食施設に必要な施設設備。
レディフードシステム	クックチルクックフリーズ真空調理	調理、急速冷却までは連続的に行う。厳密な温度管理に基づき保管。提供時刻に合わせて再加熱を行う。調理方式により保管日数の管理基準が異なる。	同一施設内またはセントラルキッチンシステムに導入も可能。	厳密な衛生管理基準を遵守できる施設。急速冷却機、真空包装機、専用保管庫。
セントラルキッチンシステム≒カミサリーシステム	クックサーブ（TT管理が可能な場合）クックチルクックフリーズ真空調理	クックサーブとクックチル等では、調理と提供までの管理基準が異なる。クックサーブの場合、調理後管理基準内の温度帯で2時間以内に喫食することが条件。	調理はセントラルキッチンで行い、複数のサテライトキッチンに搬送し、再加熱して提供する。一部の調理と提供をサテライトキッチンで行う。	厳密な衛生管理基準を遵守できる施設。調理方式により急速冷却機、真空包装機、専用保管庫。温度管理の可能な搬送機器。車両。
アッセンブリーサーブシステム	クックチルクックフリーズ真空調理	提供の計画に応じて、納品の日時を調整する。	調理は食品メーカーなど受託側の施設で行い、再加熱と提供は給食施設で行う。	厳密な衛生管理基準を遵守できる施設。ストックスペース、再加熱機器。

クックチル

cook-and-chill, cook-chill

　加熱調理の直後に急速冷却（加熱調理後 90 分以内に中心温度 0〜3℃）して冷蔵保管の後、提供直前に再加熱（中心温度 75℃ 以上、1 分間以上、二枚貝等ノロウイルス汚染のおそれのある食品の場合は 85〜90℃ で 90 秒間以上）する調理・提供方法。調理冷却日と消費日を含んで最長 5 日間の保管が可能。食事を提供する時間と加熱調理する時間を切り離すことができるので、事前調理が可能になり、調理作業の閑忙の平準化が可能になる。

　厳重な衛生管理と専用の設備が必要となる。クックチルシステムのうち冷蔵盛り付け後の食事を再加熱する方法をニュークックチルという（**表 4c**）。
＝クックチルシステム

クックフリーズ

cook-and-freeze, cook-freeze

　加熱調理の直後に急速冷凍（加熱調理後、冷凍−18℃ 以下）して冷凍保管の後、提供直前に再加熱（中心温度 75℃ 以上、1 分間以上、二枚貝等ノロウイルス汚染のおそれのある食品の場合は 85〜90℃ で 90 秒間以上）する調理・提供方法。クックチルに比べて保存日数を長くできるが、冷凍による食材料の組織破壊があり、適用できる料理（食材料）に制限がある。

　厳重な衛生管理と専用の設備が必要となる。
＝クックフリーズシステム

工程管理

こうていかんり

process control

　生産において材料を変換するシステムに投入し、製品を産出する過程を計画し統制すること。決められた品質の製品を、決められたコストで計画どおりの納期に生産することを目的とする。必要に応じて生産工程を修正する行動体系を含む。品質に視点を置き、作り込む品質の明確化、管理基準の設定、品質の確認方法の決定、検査方法の確立、工程表の作成による工程管理計画が重要とされると同時に、納期管理として、機械・設備、作業者、その他の能力などの実績値より求めた標準値、コストを十分に勘案した計画が重要となる。

工程分析

こうていぶんせき

process analysis

　最適作業方法の追求を目的とした方法研究の基礎的な手法の 1 つ。一連のプロセスを図式モデル化し、総合的観点から最適プロセスを求めるための管理手法。プロセスには、変換される物に視点を置いた調理工程と、変換する人に視点を置いた作業工程がある。
→作業工程、調理工程

再加熱

さいかねつ

reheating, regeneration

　加熱調理操作、調味操作によって調理がすでに終了している料理を再度加熱すること。クックチル、クックフリーズのように冷蔵・冷凍保存された料理は、適切な提供温度とするために再加熱を行う。料理の中心温度が75℃・1分間以上（二枚貝等ノロウイルス汚染のおそれのある食品の場合は85〜90℃・90秒間以上）の加熱が衛生管理の基準となっている。再加熱温度や時間の設定が、重量変化や食感などのできあがり料理の品質に影響を及ぼす。
→クックチル、クックフリーズ

作業

さぎょう

operation

　生産活動の各過程における諸活動である（表4d）。給食経営における主要な作業は、生産要素である食材料を料理に変換する調理作業である。食材料を料理に変換するのは、調理従事者が設備や器具を用いて行う調理作業と、調理機器稼働による調理作業がある。給食従事者の業務の範囲は広く、調理作業だけでなく、栄養管理、会計管理、事務管理、食材管理、施設設備管理等にかかわる作業も主要な作業である。

作業環境

さぎょうかんきょう

working environment

　仕事をする場所の温度、湿度、照度等の状況。作業環境としての温度、湿度その他の条件は、労働安全衛生法及び施行令により健康障害防止上の基準が定められている。

作業管理

さぎょうかんり

work management

　狭義には、作業方法の分析・改善により、標準作業と標準時間を設定し維持する活動。広義には人が行う生産活動である作業のすべてを管理すること。給食における生産活動の中心は調理作業であり、効率、品質、衛生の面から調理作業の標準化と最適化を図る。

作業研究

さぎょうけんきゅう

work research

　人の動きに視点を当てた「作業」を分析し、最適作業方法である標準作業の決定と標準作業による標準時間を求めるための手法体系。作業研究において改善の対象となるのは、人・機械・材料・方法であり、作業測定と方法研究からなる。
→作業測定、方法研究

表 4d　作業の種類

主体作業		●仕事の目的に対して直接的に関与する作業。 ●主作業と付随作業からなる。
	主作業	●主体作業のうち、その仕事の直接目的である材料の変化そのものに直接的に関与している作業。 ●調理作業である下処理作業の剥皮・切さい・成形、加熱調理作業の鍋のかき混ぜ・オーブンの出し入れ、盛りつけ作業、計量などほとんどがこれに分類される。
	付随作業	●主作業に付随して規則的に発生するが、仕事の目的に対して間接的に役立っている要素であり、標準化された作業。 ●調理操作のための食材料・器具の準備・移動、主作業のための移動などが当てはまる。
付帯作業		●本来の作業のための準備、段取り、後始末、運搬などの作業。 ●作業場所の整備、機械の清掃、作業指示書の通読などが含まれる。 ●主作業の前後に規則的に発生する付随作業に対して、付帯作業は不規則に発生する作業であるが、ともに本来の作業に必要な作業であり、両者の違いが不明確であるともいわれている。
余裕		●直接生産に関与しない状態。 ●機械の点検、材料の補充、移動など、作業に付随して起こる「作業余裕」、手待ちや打ち合わせ、器具準備など管理上発生する「職場余裕」、生理的欲求に基づく「人的余裕」、作業の疲れを回復するための「疲労余裕」などがある。 ●各余裕の内容と原因について妥当性を評価し、短縮することで、生産性を高める。
非作業		●作業者の個人的理由、怠惰により発生するもの。遅刻や雑談などが該当する。
単位作業		●時間研究などで作業を分割して調査する場合の単位で、1つの作業目的を遂行する最小の作業区分。 ●工程と要素作業の中間の単位。 ●調理作業を例にすると、下処理工程に、洗浄、切さいなどの単位作業があり、切さいの中に、カッターのスイッチを押す・野菜を投入する・野菜を切る・カッターのスイッチを切るなどの要素作業が含まれる。
要素作業		●単位作業を構成する要素。 ●作業測定や作業の方法改善のため、作業者の動作を細かく分けて分析するための単位。

作業工程

さぎょうこうてい

work process

作業のプロセス、順序・段階、進み具合のこと。給食における生産管理の対象となる作業工程は、調理従事者に視点を当て、食品を料理に仕上げ食事として提供するための調理工程に合わせて作業を組み立てたもの。範囲として調理・提供だけでなく食器の回収、洗浄、清掃、厨芥処理までが含まれる。

→調理工程

作業指示書
さぎょうしじしょ

recipe

標準化した作業内容を作業者への指示として書き表したもの。給食で用いる作業指示書には、料理名、食品の種類と重量、調理作業の指示内容、食事の品質管理基準を具体的に表示する。食品の種類は材料名、重量では純使用量の他、使用量を記述する。調理作業では調理手順、食品の処理方法、加熱条件、調理操作の要点、使用機器とその使用条件、調理時間、調味料割合、加水量など、品質に影響するポイントを記述する。
=レシピ

作業測定
さぎょうそくてい

work measurement

生産性向上のため、作業システムの効率化を目的とした分析手法。作業時間の測定により、無駄な時間を排除し、標準時間の設定と、作業システムの最適化を行う。測定方法として、連続観測法と瞬間観測法（ワークサンプリング法）などがある。

作業動線
さぎょうどうせん

operation flow line

作業の流れを線で表したもの。効率、衛生・安全の面から、作業動線は交差や逆戻りのないことが望ましい。現在の衛生管理基準では、隔壁等で汚染作業区域と非汚染作業区域の分離が進んでいるので、食品の動線と調理従事者の動線は必ずしも一致しない。
→動線

サテライトキッチン

satellite kitchen

セントラルキッチンまたはメインキッチン（主厨房）から供給される側の厨房（p.71、表4c参照）。一部の調理や再加熱を行い、食事の提供が行われる。
→セントラルキッチン（システム）

時間研究
じかんけんきゅう

time study

一般には作業測定と同義。作業システム設計、評価、改善のため、また標準時間の設定のため、作業を要素作業に分割し、各要素作業に要した時間を測定することである。測定方法に、連続観測法と瞬間観測法がある（表4e）。
=タイムスタディ

下処理
したしょり

preparation

食材料に付着している泥、農薬、昆虫、微生物などを取り除き、衛生的に扱うための洗浄、不可食部を取り除く

表 4e 時間研究の測定方法

連続観測法	●作業者や機械の動きをストップ・ウォッチ等を使用して連続的に観察し、時間を記録する方法。 ●作業者・材料・機械設備の条件の違いによる各要素作業の所要時間や構成比率の比較分析、作業者・機械の稼働率の分析、標準時間の設定等に用いられる。 ●人と機械を同時に観測することや、複数の作業者を観測することは難しい。
瞬間観測法	●人や機械の動きを瞬間的に観察し、観察された要素作業別時間の構成から実際の作業の構成割合を統計的に推測し分析する方法。 ●人・材料・機械の条件の違いによる作業内容の構成比率の比較分析、無駄や問題点の発見、作業者・機械の稼働率の分析、標準時間の設定等に用いられる。 ●観測者の労力が少なく、複数の作業者の観測が可能。 ●推計値の精度を高めるために、連続観測法に比べて長時間、あるいは繰り返しの観察が必要。 ＝ワークサンプリング法

ための剥皮、主調理操作のために形・外観・大きさなどを成形するための切さい、乾物類の水戻しやあく抜き、変色を防ぐための浸漬などの操作。野菜の切さいでは、機器類を使用する方法と手作業の方法で廃棄率が異なり、切さい方法の標準化が必要となる。また、下処理時に調味料を用いて下味をつけることがある。

食材料の成形による表面積、食品の成分や組織、温度、時間などが、調味料の浸透、拡散に影響をもたらす。

主調理
しゅちょうり

cooking

下処理の操作によって成形された食材料を、加熱、調味などにより料理へ仕上げる操作。ゆでる・煮る・蒸す・焼く・炒める・揚げる操作の加熱調理操作と、和える・漬ける・凝固するな

どの非加熱調理操作が単一または複数組み合わされ、料理へ仕上げられる。

真空調理
しんくうちょうり

vacuum packaged pouch cooking, vacuum cooking, (仏語) sous-vide

必要な下処理をした肉、魚、野菜などの食材料と調味液を真空包装して、蒸気、湯煎などで加熱調理する方法。素材の風味、香りを逃がさずに加熱調理できることが特徴。肉の場合は目減りが少ない。調味料（調味液）の使用量は、通常調理に比べて少ない。肉、魚では従来の調理方法に比べて低温で長時間調理になり、軟らかく仕上がる。真空包装した後、加熱しない場合は真空調理ではない。

新調理システム

しんちょうりしすてむ

cook-chill/cook-freeze catering system

　1990 年代に新調理システム推進協会により定義された料理の計画生産のための調理法をシステム化したもの。マネジメントを含めた手法でもある。

　HACCP の概念のもと、調理科学の視点で美味しさに計数管理を採用したレシピと、料理の原価率の維持管理を可能とした高度な調理の体系化を意味する。真空調理法、クックチルシステムだけでなく、従来の調理法であるクックサーブにおいても、感覚でなく温度や時間の管理等計数でコントロールすることや、外部の加工品を活用することも含まれる。

　安全管理、計画生産による人件費や食材料費の削減等、経営的なメリットがあるとされるが、一般衛生管理の徹底されている施設で運営されなければならない。

→クックチル、クックフリーズ、真空調理

生産

せいさん

production

　製造業において、生産要素である原材料・労働力・機械などを有用な財に変換する過程。給食の現場は、原材料である食材、労働力である調理従事者、機械である厨房設備を、有用な材である料理・食事に作り上げるための過程といえる。

生産管理

せいさんかんり

production management

　生産要素を有用な財に変換する過程をシステム化し、運営、管理すること。品質管理・工程管理・材料管理・人事管理・原価管理・施設設備管理・製品開発管理などを統合化した取り組みが必要とされる。

生産計画

せいさんけいかく

production planning

　生産物と生産量及び生産時期に関する計画。生産管理の対象であるインプット（生産要素である原材料・労働力・機械など）をアウトプット（品質・コスト・納期を満足する有用な財）に変換するための、製品計画・品質計画・工程計画・原材料購入計画・人員計画・原価計画・施設設備計画・在庫計画・販売計画などからなる。

生産性

せいさんせい

productivity

→労働生産性

生産・提供システム

せいさん・ていきょうしすてむ

production system

　給食において、原材料を料理として利用者に提供するまでの過程で、機械

設備と調理従事者及び作業方法を互いに関連させ有機的に組み合わせたもの。

給食の現場での生産とは、原材料を料理に変換するプロセスであるため、生産＝調理作業とみなすことができる。

図、流れ図、フローシートともいう。

給食ではインプットである食品を、アウトプットである料理に変換するプロセスを調理工程や作業工程としてフローチャートで表すことができる。

生産統制
せいさんとうせい

production control

生産計画に対する実際の生産活動の実績として、製品の品質、コスト、納期が計画に適合しているかについて、計画との差を明らかにし、必要に応じて修正すること。

生産要素
せいさんようそ

productive inputs,
factor of production

製造業において、有用な財に変換するために投入する要素。給食における生産要素（3M）は、原材料（Material）：食材料、労働力（Men）：調理従事者の労働力、機械（Machine）：厨房の設備。さらに作業方法（Method）を加えて4Mとする見方もできる。

製造フローチャート
せいぞうふろーちゃーと

production flow chart

作業や処理の工程を順番に図式化し、体系的に書き表したもの。コンピュータのプログラムの設計では、所定の記号を用いて表す。作業工程経路

製造履歴
せいぞうりれき

product traceability

製造者、日時、原材料、使用設備、加工・運搬・検査方法を記録したもの。異常が発生した場合に速やかな原因の解明に役立つ。

製品の品質を作り上げるためのプロセスを確認できる。

セントラルキッチン（システム）

central kitchen system

集中調理をする1か所の厨房（メインキッチン、またはセントラルキッチン）から、複数の施設に食事を調理済みで送る生産管理方式（p.71、**表4c**参照）。供給する側に厨房（サテライトキッチン）を設け再加熱を行う。また、一部の調理を行う場合もある。
→共同調理場方式、サテライトキッチン

大量調理
たいりょうちょうり

volume cooking

給食施設などで多数の人々の食事を提供するための調理を指し、大量の食材料を効率的、衛生的に調理・加工する調理過程。

提供される食事（料理）は、顧客満足度を高めるため常に一定以上の品質を保つことが要求される。調理時間の延長、緩慢な温度履歴など、大量調理特有の品質の変動要因がある。そのために、施設設備、調理担当者数、調理技術、時間、費用等の要因分析から、施設における最適方法を見出し、調理操作ごとの大量調理の標準化を図る必要がある。

給食における大量調理は、品質管理、工程管理、原価管理による生産管理の要素を含んでいる。

調味
ちょうみ

seasoning

食品内部への浸透作用、拡散作用によって調理操作中に食品に味を付与すること。調味の方法には、調味料を振りかける、混ぜ合わせる、調味液の中に浸すなどがある。

調味濃度（調味パーセント）は、食材料の大きさや表面積、成分、加熱調理操作中の温度変化などの調理操作や食材料、調理機器に応じた必要な水分量の違い、調理から喫食までの時間や保温条件などにより、変化しやすい。従って、設計品質で示された味に調整するためには、調味濃度として数量化することが求められる。

調味濃度は、食材料総重量またはできあがり重量、水分重量に対する濃度とする。

なお、調味のうち、下味とは主に食塩や食塩を含む調味料により、材料の

0.5〜1.0％（食塩量）を食品の種類、調理法に合わせて用いることを指す。

調理工程
ちょうりこうてい

preparation and cooking process

食材料が人や設備機器類を介して料理に変換される生産活動の過程。原材料の下処理から料理のできあがりまでの過程をいい、下処理、主調理に区分される。下処理では、洗浄、消毒、切さい等に分かれ、主調理では加熱調理、調味、配膳（盛りつけ）などを含む。

調理工程では、時系列で示された食材料の調理操作方法が機器類の稼働、衛生管理、作業管理の点から説明、管理されなければならない。

調理工程管理は、決められた数量の食事（料理）を設定された時間帯までに高品質で提供できるよう、すべての調理活動を経済的かつ効率よく計画的に運営することである。

→作業工程

調理作業
ちょうりさぎょう

preparation and cooking task

食材料を料理に変換するための作業の内容。調理工程と重なる内容が多い。食材料の変換プロセスに視点を当てた調理工程に対して、作業に視点を当てているところに特徴があり、作業には調理従事者による作業だけでなく、機器稼働を伴う作業もある。

原材料の洗浄、消毒、切さいなどの

下処理における作業と、加熱調理、調味などの主調理における作業の総称。

調理作業管理

ちょうりさぎょうかんり

preparation and cooking process control

給食施設の諸条件を基礎情報として、品質基準を目標とした調理作業の計画・実施に対し、評価活動により最適化を図るための諸活動のこと。

調理作業時間

ちょうりさぎょうじかん

working hours spent on production

原材料から料理、食事になる過程において、人が行う調理作業の時間。人が行う作業時間は、作業者の熟練度、疲労度などにより異なることがある。

標準化された作業方法と設備により、定められた加工・環境条件下で、適正な熟練作業者が一定の量と質の作業をするのに必要な時間を標準調理作業時間として示しておくと、調理計画が立てやすい。

調理時間

ちょうりじかん

production time

原材料が食事（料理）になる過程に要する時間。下処理、加熱、浸漬などの工程ごとの時間や、それらを合計した総時間の両者を意味する。

調理システム

ちょうりしすてむ

production system

食事提供のための生産管理において、時間と温度管理（TT 管理）に基づく給食施設に最適な調理、盛り付け、提供の各システムの組み合わせ、方法などの体系。

給食提供に向け、調理、盛りつけ、提供が連続的に行われるクックサーブシステムと、調理後に急速冷却や急速冷凍し、保存後に再加熱して提供するクックチルシステム、クックフリーズシステムなどがある。調理作業においてクックサーブシステムは集中的であるのに対して、クックチルやクックフリーズシステムでは計画生産することより平準化につながる。いずれも給食の品質の確保は求められる。

→新調理システム

調理操作

ちょうりそうさ

preparation and cooking operation

調理機械や器具を扱い、原材料を食事（料理）に変換すること。大量に食材料を取り扱うことによって生じる調理の特徴や変化を十分把握し、調理法や調理作業条件、調理機器類を設定する。調理操作の標準化のポイントは**表4f** を参照。

調理操作は、加熱調理操作と非加熱調理操作に大別される。

→加熱調理操作、非加熱調理操作

表 4f　調理操作の標準化のポイント

料理分類	調理操作のポイント
煮物	煮る調理操作による料理。食材料の煮崩れ、調味の不均一が問題となる。加熱機器の1回の仕込み量、煮汁の量、加熱速度、調味と撹拌の時期、余熱と加熱時間などを標準化する。
蒸し物	蒸す調理操作による料理。蒸気は100℃以下に設定でき、伝熱量が料理の加熱時間に影響する。加熱温度と加熱時間の標準化が必要である。
焼き物	焼く調理操作による料理。できあがりの重量減少が問題となる食材料がある。加熱時間と加熱温度の標準化が必要である。
炒め物	炒め調理操作による料理。熱源からの投入熱容量と食品の投入量の大小関係が食品の温度履歴に影響し、炒め時間を左右する。炒め時間を短時間とする標準化が必要である。
揚げ物	揚げる調理操作による料理。食品の衣の水分と油の交代が揚げ油の温度に影響する。揚げ油の量、設定温度、衣の種類、食品の投入量の標準化が必要である。
汁物	主に煮る調理操作による料理。蒸発による重量減少が、できあがりの調味濃度に影響する。蒸発量の予測、加熱時間、食品の投入量、調味方法の標準化が必要である。
炊飯	主に炊飯機器類による調理操作。炊飯釜の炊飯容量に対する炊飯量や洗米時間、加水量、浸漬時間などの標準化が必要である。
ゆで物	ゆでる調理操作による料理。食品投入後のゆで水の再沸騰までの時間が問題となる。ゆで水量、食品の投入量、加熱機器による加熱時間の標準化が必要である。お浸しや和え物では、ゆで調理操作後の絞り加減の標準化も求められる。
和え物	ゆでる、煮るなどの加熱操作または非加熱操作の後、和え衣と合わせた料理。加熱調理操作の場合では、食品の重量が調味濃度に影響するため、絞り加減等の標準化が必要である。

できあがり重量

できあがりじゅうりょう

definite weight, volume, yield

食材料が、下処理、主調理の工程を経て、盛りつけ操作を残すのみとなった料理の重量。調理の操作が終了し、1食に分ける前の重量を指す。

適温管理

てきおんかんり

control of serving temperature

供食温度を衛生及び利用者の嗜好に配慮して、コントロールすること。適温管理の手順は、利用者の適温を把握する（嗜好温度）、利用者に料理が届けられるまでの温度変化を考慮し提供温度の管理を行う、調理終了後から喫食時間までの時間短縮を図る、適温管理のための機器を活用する。

凍結含浸法

とうけつがんしんほう

freeze-thaw infusion placement

広島県の公設試験研究機関、食品工業技術センターが開発した技術で、酵

No.	名称	記号	記号の説明	No.	名称	記号	記号の説明
1	探す		目で物を探す形	10	保持する		磁石に物がついた形
2	見出す		目で見つめる形	11	組立		組み合わせた形
3	選ぶ		選んだものを指示した形	12	分解		組み合わせた物から1本を離した形
4	空手		手を上に向けた形	13	使う		コップを上向きにした形
5	運ぶ		手に物を乗せた形	14	調べる		レンズの形
6	つかむ		物をつかむ形	15	考える		頭に手を当てて考えている形
7	手を放す		手から物を落とす形	16	休む		人がいすにかけた形
8	位置を正す		荷重が手の先端にある形	17	避け得ない遅れ		人が倒れた形
9	用意する		ボーリングのピンを立てた形	18	避け得る遅れ		人が寝た形

資料）　クオリティマネジメント用語辞典、p. 203（2004）財団法人日本規格協会

素の働きで食材料の見た目や風味を変化させずに、舌でつぶせるほどの軟らかさにする方法。基本工程は前処理、凍結・解凍、減圧・含浸（酵素）、軟化（冷蔵・加熱）となる。介護施設、食品製造業などで介護食の開発に用いられている。導入に際しては、広島県との特許許諾契約が必要である。

動作研究

どうさけんきゅう

motion study

人の身体動作と目の動きを分析することによって、無駄な動作を排除し、最良の方法の設定を目的とする研究手法。工程分析が物の変化、人の活動のプロセスに視点を当てた分析であるのに対して、作業者の動作に視点を当て、身体の動き、作業域の環境、設備との関係など、効率的なシステムの構築や、作業者の動作に対する意識を高めることに役立つ。

研究方法として、動作の基本要素であるサーブリッグ（表4g）を用いた方法が知られている。

動線
どうせん

flow line

　人や物が移動する方向を示す線のこと。給食では、調理従事者の動きを作業動線、サービス提供者の動きをサービス動線、利用者の動きを客動線という。交差汚染などを防ぐためにも、作業動線の交差がないようにする。能率、疲労軽減のため、動線は短い方が良い。また、客動線とサービス動線は分けて考える。
→作業動線

非加熱調理操作
ひかねつちょうりそうさ

non-heating method

　原材料を食事（料理）に変換する過程において加熱を伴わず、調理機械や器具を扱うこと。主として物理的・機械的操作が多い。計量、洗浄、浸漬、切さい・成形、混合・撹拌、粉さい・磨さい、圧搾・濾過、圧縮・伸展、冷却、冷凍・解凍に分類される。

標準化
ひょうじゅんか

standardization

　一定の品質を担保し、効率化のために、工程や作業方法の基準を設定すること。大量調理では、設計品質を目標に、一定の品質を得るために機器の能力に適した処理量を調理単位として、具体的調理操作の基準や調理工程の基準を設定すること。

標準時間
ひょうじゅんじかん

standard operation time

　決められた作業条件の下で、その仕事に対して要求される適性と十分な熟練度をもった作業者が、毎日維持していくことのできる最高のペースで作業を行い、1つの作業量を完成するための所要時間。目標の設定、評価、人員配置計画、原価の予測などに用いられる。

疲労調査
ひろうちょうさ

fatigue survey

　人が作業をすることで生じる、身体機能の一時的減退や集中力の低下などの精神的あるいは身体的症状を測定すること。
　調査方法には、チラツキ値測定から疲労度の測定を行うフリッカーテスト、手指筋機能検査などのタッピングテスト、標準化された質問に答える自覚症状テストなどがある。これらの方法を組み合わせて判定に用いる。給食業務では、疲労により生じるヒューマンエラーの防止の要因分析や対策を講じるために行う。

付着水
ふちゃくすい

remaining water

　洗浄やゆで調理操作により食品（食

材料）に付着した水分。付着水は、ゆで調理操作におけるゆで水の温度上昇、炒め調理操作における食品の放水量に影響する。

平準化
へいじゅんか

production smoothing, leveling

でこぼこをなくし、水平にすること。給食生産は献立内容や作業内容によって労働量に繁閑差（繁忙と閑暇の差）がある。この差を均一にすることを作業の平準化という。

放水
ほうすい

dehydration

調理操作過程における物理的・化学的な刺激により、食品（食材料）から流出される水分、または、流出した水分と調味料の分離液を含めた水分。
＝離水

方法研究
ほうほうけんきゅう

method study

工程・作業の順番などの全体の作業システム、作業場所のレイアウトと、作業内容などの最適化に関する研究。

保全作業
ほぜんさぎょう

maintenance work, maintenance task

設備の点検、不具合箇所の取り替え、修理などの作業。

保全とは故障の排除及び設備を正常・良好な状態に保つ活動の総称であり、予防保全と事後保全がある。調理従事者の安全性を確保し、調理作業を止めることがないようにするため、設備の予防保全が重要である。

冷却
れいきゃく

cooling, chilling

冷やすこと。食品を冷却する目的は、料理を冷たくして提供するため、または加熱調理後すぐに食さない料理の菌を増殖しにくくさせるためである。

冷菜
れいさい

cold dish

冷たく提供される料理。和え物、サラダ、デザートなど。料理は5〜12℃で提供されるものが多い。

提供管理

アッセンブリーサーブシステム

assembly serve system

食品企業等の製品を購入し、膳に組み合わせて提供する方式（p.71、表4c）。

カフェテリア

cafeteria

利用者が提供される料理の中から、自由に選択できる提供方式。提供する方式には、表4hのような方法がある。

客席回転数

きゃくせきかいてんすう

seat turnover

1席当たり、1時間または1回の食事当たりの利用者数。給食では、それぞれの提供時間帯の客席回転数に合わせ、メニューの生産計画、提供計画などを立てる必要がある。

客席回転数＝1日または1回の食事の利用者数÷総客席数

下膳

げぜん

bussing

食べ終わった食器やトレイを下げて洗浄室または厨房に戻すこと。残菜類

表 4h　カフェテリア方式の種類と特徴

オートカフェテリア方式	食品・料理の自動販売機を並べたカフェテリア。利用者数が少ない小規模事業所や、ドライブインなどに多い方式。
ストレートレーン方式	直線あるいは曲線、L字型に料理を提供し、利用者がそのレーンに沿って進み、料理を選択する。利用者が多い場合には、複数のレーンにする場合もある。人気メニューの時、利用者が一か所に集中し渋滞が起こる場合がある。
フリーレーン方式、スクランブル方式	料理を並べたコーナーをいくつかの島（アイランド）に分けて配置し、利用者が好きなところに行って、好きなものをとる方式。目的の料理が決まっている利用者には非常に合理的な方法であるが、利用者の動線が交差するので、アイランド間のスペースを広く取るなどの工夫が必要で、サービスエリアのスペースの無駄が生じやすい。
ロータリー方式、サークルサブ方式	カウンターが回転し、利用者はトレイスタンドで回ってきた料理の中から、ピックアップする方式。回転寿司もこの方式の1つ。カウンター上に何をどれだけ並べるかといった経験則と、その減ったもののチェック、補充にノウハウが必要。

の処理が含まれる。配膳車を用いた提供方式、セルフサービス方式では、下膳の方法が異なる。セルフサービス方式では、利用者の動線、食器の回収方法、残菜類の処理方法を考慮し、下膳口の構造と機能を決定する。

食事環境
しょくじかんきょう

eating environment

食事を摂取する際の物理的、化学的、心理的条件であり、使用する食器、テーブルやいす及びそのレイアウト、食事の場所・空間（面積、室温・湿度、照明、採光、色彩、音、清潔さ）、サービスを提供する人の態度、他の人の行動などのこと。食事を摂取する人の満足度に影響する。

食品リサイクル
しょくひんりさいくる

food recycling

食品循環資源の再生利用等を促進する取り組み。製造・加工・調理で生じた「くず」や、食品の売れ残りや食べ残し等の食品廃棄物について、発生抑制と減量化、飼料・肥料・メタンガスなどへの再生利用、熱回収などが進められている。

食品ロス
しょくひんろす

food loss

本来食べられるにもかかわらず捨て

られている食品のこと。過剰生産、流通過程での破損や期限切れ、調理くずの過剰除去、過剰オーダーによる食べ残しなどにより発生する。

精算方式
せいさんほうしき

method of payment

給食施設においては、給食費である代金の計算の方法。学校給食の給食費は、年間の総実施回数をもとに月額として定めている。病院給食では、入院患者は食事療養を受けた回数に対して支払金額が計算される。

多くの事業所給食では、選択する料理によって支払う金額が異なるため、間違いのない、スピーディーな代金精算方式が求められる。タイミングとして、料理選択時に精算する方法と選択終了後または喫食後に一括精算する方法がある。支払いは、現金で支払う方法、カード方式、食券方式などがある。カード方式には、IC カードの他にプリペイドカードもある。近年では、食器に IC タグを埋め込み、料理を載せたトレイを精算機に置くことで瞬時に計算できるものもある。

提供・販売管理
ていきょう・はんばいかんり

management of distribution and sales

できあがった料理を対象者に提供するための管理。提供・販売時の従業員の態度や食事の栄養情報の提供、食事

環境の整備に関する管理を含む。

提供方式

ていきょうほうしき

type of food (meal) service

　料理の盛りつけから利用者へ渡すまでの一連の流れを、配膳・配食の場所や利用者へのサービス方法で捉えたもの。

　配膳・配食は、料理の盛りつけ、トレイセット、利用者への手渡しという作業内容を表しているが、給食施設の種類によっては、配食・配膳を明確に分けることは難しい。

　サービス方式としては、利用者自身が配膳と下膳を行うセルフサービス、配膳から下膳までのすべてを食事提供者が行うフルサービス、一部を利用者が行うハーフセルフサービスがある。セルフサービスのカウンター配食では、料理を保温・保冷しながら盛りつけ、同時に利用者へ提供するため、配膳と配食は同時に行われる。

　学校給食では食缶配食が特徴で、配膳は児童生徒が行う。

　個人対応が特徴である病院・高齢者等の施設では、盛りつけられた料理をトレイにセットし、介護・看護の担当者により利用者へ渡す。この場合、厨房ですべての食事の配膳を行う中央配膳方式と、病棟に設置された配膳室で配膳を行う病棟配膳方式（パントリー配膳方式）等がある（表4i参照）。
＝供食形態・サービス形態

適温

てきおん

proper temperature

　料理を喫食する時においしいと感じる温度または温度帯。供食温度（料理を食器に盛りつけた時の温度）を適温にすることは、料理の喫食温度（利用者が口にした時の温度）が、嗜好温度（人が感覚的に好ましくおいしいと感じる温度）になるようにすることである。

　料理の嗜好温度は料理の種類によって異なり、喫食条件や個人による差がある。料理の供食温度は、できあがりから喫食までの時間経過に伴う温度変化を考慮し、設定する。衛生管理の点では、料理の仕上げから供食までの品温を、細菌繁殖を抑える温度帯（冷菜は10℃以下、温菜は65℃以上）に調整することが重要である。

適温給食

てきおんきゅうしょく

food (meal) service
at suitable temperature

　供食温度が適温に管理されている給食。給食の味の品質管理と細菌増殖防止の衛生的安全性の確保の両面から、顧客満足度を上げるために必要な条件である。

　病院の食事については、「入院時食事療養費に係る食事療養及び入院時生活療養費に係る生活療養の実施上の留意事項について」（最終改正平成24年3月26日保医発0326第6号）において、入院時食事療養（Ⅰ）の届出

サービス方法	調理従事者と利用者の関係	対面サービス・セルフサービス	調理従事者が料理を盛りつけながら、あるいは事前に盛りつけた料理をカウンターから提供し、利用者がトレイにセットしてテーブルまで運び、さらに食後、利用者が下膳をする。
		バイキング方式・セルフサービス	利用者が、サービスコーナーで料理を盛りつけ、トレイにセットしてテーブルまで運び、さらに食後、下膳をする。
		フルサービス（オールサービス）	配膳から下膳までを、調理従事者が行う。
		ハーフセルフサービス	利用者が、盛りつけられた料理を、あるいは自身が盛りつけた料理をトレイにセットしてテーブルまで運び、下膳を調理従事者が行う。
	配膳方式	中央配膳	配膳室（配膳エリア）で１人分ずつ盛りつけを行い、配膳車で利用者のもとに届ける。
		分散配膳（パントリー配膳（病棟配膳）、食缶配膳）	パントリー配膳（病棟配膳）：必要な人数分量の料理を食缶に分け入れ、喫食場所（あるいは喫食場所にある小規模キッチン）に運んでから、調理従事者が盛りつける。 食缶配膳：上記、パントリー配膳との相違点は、喫食場所で利用者自身が盛りつけることである。
		食堂配膳・食堂配食	食堂と隣接している配膳室（配膳エリア）から、対面カウンター越しに、調理従事者が盛りつけた料理を提供する。利用者は、食堂内で、トレイ、カトラリー類、湯飲みなどを取り、対面カウンターにて料理を受け取ってトレイにセットし、テーブルに運んで、喫食する。
献立提供形式	料理の種類と選択方法	単一定食方式	定食（主食、主菜、副菜などを組み合わせて提供する方式）の献立を１種類だけ提供する（単一献立、単一メニュー）。
		複数定食方式	２種類以上の定食の献立を提供し、利用者が選択する。
		カフェテリア方式	主食、主菜、副菜をそれぞれ数種類提供し、それら料理の中から、利用者が自由に選択して食べることができる。一般的に、利用者が、食器に盛りつけてある料理を取る方法、選択した料理を盛りつけてもらう方法などがある。
		バイキング方式	カフェテリア方式の一種であり、大皿などに盛りつけられた料理を、利用者自身が盛りつける方法。

4

生産管理 提供管理

基準に「適温の食事の提供が行われること」がある。これは、適温の食事を提供するために冷温蔵配膳車、保温トレイ、保温食器、食堂のいずれかを用い、入院患者全員に適温の給食を提供する体制が整っていることを意味している。

適時給食
てきじきゅうしょく
timely food (meal) service

人間の生理的なリズムや日常の生活サイクル、食欲などを勘案して、適切な時刻に給食を提供すること。給食施設では、調理や配食・配膳設備、調理従事者の人数や勤務時間などの条件により、提供時刻に制約が生じ、利用者の食欲に影響することがある。

病院の食事では、適温給食とともに入院時食事療養（Ⅰ）の届出基準に「適時の食事の提供が行われていること」があり、夕食については病棟で患者に配膳される時間が原則午後6時以降とされている。

デリバリーサービス
delivery service

注文された商品を配送指定先まで届ける宅配事業。

オフィス用品、食品、食事、飲料、書籍、情報など広範に提供されている。食品では献立と材料のセット宅配やスーパーマーケット、生協などによる食品の配達サービスなどがある。治療食や生活習慣病対策メニューの宅配

ビジネスも伸びている。給食の分野では病院におけるワゴンによる売店商品の販売、事業所給食においては宴会料理、会議弁当、テイクアウト弁当、来客弁当、喫茶メニューなどの社内外への配送サービスを指す。近隣に商圏があれば、店舗の立地は駅前の一等地でなくともよく、立地を選ばない業態として固定費を軽減できるメリットがある。

バイキング
buffet

決められた金額を支払い、提供される料理から好きな料理を好きなだけ選択できる提供方法。バイキング方式、ビュッフェスタイルともいう。多くの場合には、料理は一箇所に集中して設置し、利用者が自分で料理を取りに行く場合が多い。一般の外食においては、テーブルバイキングなどの呼び方で、利用者がメニュー表から好きなだけオーダーして料理を喫食する方法もある。給食施設においては、このバイキング方式をアレンジして使用している。例えば、サラダバイキングでは、1回に盛りつけられる分量だけを選択できる場合もある。また、料理の選択は自由であるが、料金は、選択した重量に応じて支払う方法などがある。学校給食では、行事と食育を関連させ、一定のルールの下、主菜、副菜のグループから好きなものを選択させる方法をとっている。

配食

はいしょく

meal service

食事を配る意味で広く用いられる。

給食においては、盛りつけた料理を利用者に渡す作業である。膳に1食分ずつ配置し（トレイメイク）利用者に渡す方法や、食堂カウンターなどで利用者に対面して、料理を盛りつけながら、あるいは事前に盛りつけた料理を渡す方法、できあがった料理について必要人数分量を食缶などに入れて喫食場所に運び、利用者自らが盛りつけを行う方法などがある（**表4i参照**）。食事を配る意から宅配食、配食サービスのような使用も一般的になってきている。

配膳

はいぜん

dish up, tray service

料理を食器に盛りつけ、膳を整えて（トレイメイク）届けること。できあがった料理を利用者に提供するための最終工程である。配食の工程の最終部分と重なっており、配食と同義に用いられることもある。

給食における配膳は、献立表通りの食事を正しく提供すること、外観良く盛りつけること、適温であることなどが求められる。

配膳方式としては、中央配膳、分散配膳、食堂配膳などがある。

配膳室

はいぜんしつ

service room, pantry

調理する厨房から離れた食事提供場所に近いところに位置する、盛りつけやトレイへのセットを行う部屋。配膳室があることで適温提供ができるなど、利用者へのサービス向上につながる。

パントリー配膳

ぱんとりーはいぜん

decentralized tray-setting in the service room

厨房で調理を行い、喫食する場所に隣接した各病棟の配膳室（パントリー）に運び、盛りつけ・トレイセットなどを行う方法。分散配膳、食堂配膳ともいう。病院においては病棟配膳という。

POS システム

ぽすしすてむ

point-of-sales system

商品の販売情報として販売時刻ごとに品目、売上数を記録し、マーケティング等に活用するための仕組み。「販売時点管理」と訳される。

カフェテリア方式の事業所給食においては、自由に選択した料理の支払いをレジスターで行うことが一般的である。レジスターに記録、データの分析機能をもたせたものがあり、ホストコンピュータとつなげることにより、売上に影響する要因分析に活用できるだ

4

生産管理

提供管理

けでなく、給食費の精算を給与からキャッシュレスで行うことができる。

→事業所給食

盛りつけ

もりつけ

dish up

できあがった料理を食器に盛りつけること。

→配膳

品質管理

ANSI
アンスィー

American National
Standards Institute

米国標準協会の略称。米国の工業製品の規格を策定している。品質基準の規格に用いられる。

4 生産管理 品質管理

QC サークル活動
きゅーしーさーくるかつどう

QC circle activity

トータル・クオリティ・マネジメント（TQM）の活動を導入している企業において、職場内で自発的に集まった小集団による、継続的な製品・サービスの品質管理や改善、不良品の低減、安全対策などを行う改善活動。

国際標準化機構（ISO）
こくさいひょうじゅんかきこう（あいえすおー）

International Organization
for Standardization

製品、サービスなどについて、国際的な基準、単位の統一を目的に規格作りを進めている組織。設立目的は、「物資及びサービスの国際交流を容易にし、知的、科学的、技術的及び経済的活動分野の協力を助長させるために、世界的な標準化及びその関連活動の発展・開発を図ること」である。ISO の規格に法的強制力はないが、国際化が進む中、ISO ネジや写真フィルムなど事実上の統一規格となってきている。給食に関する ISO は、**表 4j** 参照。

JAS 法
じゃすほう

Act on Standardization and Proper Quality
Labeling of Agricultural and Forestry Products

農林物資の品質の改善、生産、販売、その他の取扱いの合理化及び高度化と農林物資の取引の円滑化及び一般消費者の合理的な選択の機会の拡大を図ることにより、農林水産業とその関連産業の健全な発展及び一般消費者の利益の保護を目的にした法律。農林物資の適正かつ合理的な規格（日本農林規格）を制定し、適正な認証及び試験等の実施を確保するとともに、飲食料品以外の農林物資の品質表示の適正化の措置について規定している。

わが国の品質管理規格は**表 4k** のとおり。

純使用量
じゅんしようりょう

net amount of use

調理するために準備する食品の量のうち、食品の廃棄量を除いた可食部の重量のこと。献立表（作業指示書・レシピ）には純使用量を記載し、これに基づきエネルギーやたんぱく質等の栄

表 4j　給食に関連する ISO

ISO 9001	品質マネジメントシステム	●品質管理及び品質保証に関する一連の国際規格。 ●製造物や提供されるサービスの品質を管理監督するシステム。 ●ISO9000 シリーズは 1987 年に標準化され、当初の品質保証システムという考えから、2000 年の改定では、顧客重視の「品質マネジメントシステム」という「管理体制」となった。
ISO 14001	環境マネジメントシステム	●ISO14000 及び環境 ISO は、主として要求事項である ISO14001 を指す。 ●企業活動、製品及びサービスの環境負荷の低減を継続的に実施するためのシステム構築を要求される規格。
ISO 20000	IT サービスマネジメントガイドライン	●IT サービスを提供する組織の IT サービスマネジメントが適切であるかどうかを評価するための認証ルール及びガイドライン。
ISO 22000	食品安全マネジメントシステム－フードチェーンに関わる組織に対する要求事項	●「食品安全マネジメントシステム－フードチェーンに関わる組織に対する要求事項」の国際標準規格。 ●安全な食品を生産・流通・販売するために、HACCP 手法を、ISO9001（品質マネジメントシステム規格）を基礎としたマネジメントシステムとして運用するために必要な要求事項を規定している。

養素の量を計算する。食材料の発注やその費用を求める場合には、廃棄量を含めた重量（使用量）を用いて計算する。

＝正味重量

製造品質

せいぞうひんしつ

resulting quality

製品の質を捉える際、その製品が設計段階と同様、予定どおりにできたか判断する指標。食事においては、実際に製造されたものの形状、味、外観、衛生的安全性、温度、重量など。

給食の場合、食材料の購入価格や生産工程時の作業能力などにより、製造品質は設計品質と同じにはならないことが多い。そのため、作業標準どおりに製造することが製造品質を高める。

＝適合品質

設計品質

せっけいひんしつ

quality design, design quality

設計の時点で決められた品質。設計者が対象者ニーズを満たす品質基準の製品やサービスを提供するため、販売面、技術面、原価面などを考慮して決

④

生産管理　品質管理

93

名　称	内　容
JAS	日本農林規格で JAS 規格ともいう。農林物資の格付けが定められており、格付けされた製品には、JAS マークをつけることができる。JAS 制度全般の通称名として使うこともある。
JIS	日本工業規格という日本の工業製品の標準化促進を目的とした国の規格。分野を表すアルファベット 1 文字と、原則として 4 けたの数字との組み合わせからなる番号がついている。例：JIS G 3102 など。

(4) 生産管理 品質管理

めた品質。

総合品質

そうごうひんしつ

total quality

設計品質と適合品質を合わせたもの。両者の品質が良くなければ総合品質は向上しない。製品の利用者、すなわち給食を利用した人の満足度で評価される。

適合品質

てきごうひんしつ

quality of conformance

給食の製造における、製造された実際の品質。設計品質で設定した品質目標との適合性を評価する。
＝製造品質

パレート図

ぱれーとず

pareto diagram, pareto chart

棒グラフで事象の出現頻度の大きさの順に並べると同時に、折れ線グラフで累積和・累積構成比を表したもの。品質管理活動において不適合品を抽出し、内容別、原因別などの要因をパレート図で表すと、重点項目が把握しやすくなる。類似したものとして ABC 分析がある。
→ ABC 分析

品質管理

ひんしつかんり

quality control

利用者ニーズを満たす品質の製品やサービスを提供する過程において、組織の全部門が品質の改善と維持に取り組む体系のこと。給食施設における対象者の栄養管理は、提供する食事の品質管理がなされて成立する。

給食においては、品質基準を目指した、生産と提供の過程の管理・統制活動を指す。

品質設計

ひんしつせっけい

quality design

製造する製品とサービスの特性を設

計すること。利用者ニーズを満たすことを目標とし、設計者が販売面、技術面、原価面などを考慮して品質を決める。

品質評価
ひんしつひょうか

quality evaluation

製品が設計どおりに製造されたかを評価すること及び、製品がその利用者ニーズを満たしたかを評価すること。

品質保証
ひんしつほしょう

quality assurance (QA)

顧客の要求する品質が十分に満たされることを保証するために、生産者が行う体系的活動。品質管理が生産者の立場に立って品質基準から外れる製品をなくすための取り組みであるのに対して、顧客の立場に立って、製品を通じて顧客満足度を保証し顧客の信頼を得るための取り組みであるとされる。

国際標準化機構が定めた ISO9001 や ISO22000 等の認証を受けることは、品質保証の取り組みが組織的に行われていることを示している。
→国際標準化機構

品質保証対策
ひんしつほしょうたいさく

quality assurance system

品質保証の取り組みを行うこと。給食施設においては、「大量調理施設衛生管理マニュアル」を遵守する、ISO9000 シリーズ（品質マネジメント規格）を取得するなどが挙げられる。

盛りつけ量
もりつけりょう

served quantity

調理済みの料理を食器に盛りつける重量のこと。加熱等の操作による重量減少、吸水膨潤などにより、料理別の盛りつけ量は食品の純使用量と異なる。提供に当たり、盛りつける量の誤差を一定範囲内に納めておくことは、栄養管理、品質管理上、重要な意味をもつ。

5 危機管理

危機管理には事故対策と災害対策がある。食中毒の発生や異物混入など利用者に被害が及ぶ事故と、給食従事者や施設・設備にかかわる事故及びそれらの発生防止、また災害とその備えに関する用語をまとめた。

危機管理

アクシデント

accident

利用者、給食業務従事者及び施設に起こってしまった悪いできごと（食中毒や異物混入、誤配膳・誤配食、けがなど）。
＝事故

アクシデント対策
あくしでんとたいさく

action for accident

実際に起こってしまったアクシデントへの対応と、事故を未然に防止するための対策の2通り。前者は、実際に起こったアクシデントに対するマニュアル（対応方法）に従い対処する。マニュアルにないアクシデントの場合は、人命にかかわる案件を最優先する。また、アクシデントに対処した後にその内容、対応方法、結果について報告（アクシデントレポート）をする。後者は、想定されるアクシデントやインシデントレポート、アクシデントレポートにより管理運営マニュアルを作成し、スタッフに周知徹底する。
＝事故対策

インシデント

incident

利用者及び給食業務従事者に、危害（食中毒や異物混入、誤配膳・誤配食、けがなど）が及ぶ前に気づいて事故には至らなかった事例のこと。「ヒヤリ」としたり「ハッ」としたりすることなどから「ヒヤリハット」とも呼ばれ、これらの事例を報告（インシデントレポート）して蓄積することで事故防止や安全対策に役立つ。
＝ヒヤリハット

ATP測定法
えーてぃーぴーそくていほう

ATP measurement method

すべての生物に必須のエネルギー物質であるATP(アデノシン三リン酸)を酵素などで発光させ、その発光量を測定して、手指や器具等の清浄度を判定する方法。ATPは生物以外のものには存在しない。そのため、ATPが存在するということは、そこに生物あるいは生物由来の生産物が存在する証拠となる。ATP測定法では、食品の洗い残しの「汚れ」と「細菌」を区別することはできないが、「汚れ」が残っていると、細菌増殖の原因となり、消毒効果が損なわれたりすることがある。

危機管理
ききかんり

crisis management, risk management

以下の2つに分けられる。
クライシスマネジメント：大地震のような自然災害や不測の事態に迅速・

的確に対処し、被害を最小限に食い止めるため、事前に準備しておく諸対策。

リスクマネジメント（危険管理）：経営活動に伴い生じる可能性のある各種のリスクを最小の費用で抑えるため、事前に方策を立てること。

災害
さいがい

disaster

　自然現象を含んだ天変地異及び人為的な原因により被害が生じること。災害は一般的に広域的に被害が生じ、多人数への対応が必要となる。また、施設の立地環境や災害の種類により、施設そのものが全壊または半壊したり、ライフラインが断たれる場合やスタッフが被災する場合もある。

災害対策
さいがいたいさく

emergency preparedness and management

　施設が被災したりライフラインが断たれることにより、復旧までに時間を要する場合を想定した対応を定め、スタッフに周知徹底すること。災害時でも給食が提供できる特別なメニュー（災害時献立）を用意する。医療施設の場合は、災害時においても非常施設として機能維持することが望まれること、状況によっては食材等の輸送ができなくなる場合も想定されることから、数日分の食材を備蓄（災害時備蓄食品）することが必要である。スタッ

フへの緊急時の連絡網（災害時連絡網）、通勤ルートなどを含め、対策内容を災害時対応マニュアルとして整備しておくことが重要。
→備蓄食品

食物アレルギー
しょくもつあれるぎー

food allergy

　摂取した食物（主にたんぱく質）が原因となり免疫学的機序を介してじん麻疹・咳・腹痛・嘔吐などの症状が起こること。重篤な症状にアナフィラキシーショックがある。学校給食では「学校のアレルギー疾患に対する取り組みガイドライン（2008年）」に基づき食物アレルギー対応がされてきたが、学校給食が原因でアナフィラキシーショックを起こした児童の死亡事故（2012年）を受け、文部科学省では「学校給食における食物アレルギー対応に関する調査研究協力者会議（2013年）」を設置し再発防止のための検討を行った。最終報告書には緊急時の対応としてアドレナリン自己注射薬（商標名：エピペン）の活用や各機関が主体的に取り組むべき事項が記された。

PL法
ぴーえるほう

Product Liability Act

　製造物責任法の略。製造の欠陥によって生命、身体または財産に損害を被ったことを証明した場合に、被害者は製造会社などに対して損害賠償を求め

ることができる法律。

工業製品や加工食品だけが対象ではなく、提供した料理による食中毒なども料理した側が責任主体となり、裁判事例も存在する。

=製造物責任法

備蓄食品
びちくしょくひん

food reserves

地震等の災害発生に伴うライフラインの停止時にも、利用者に食事が提供できるように備えておく食品のこと。病院や入所型福祉施設では、災害で被害を受けた場合であっても、利用者に対して継続的に食事を提供することが求められる。一般的には、水や主食などの3日分の備蓄が推奨されている。備蓄食品には、常温で長期保温が可能で調理が簡便であることなどの条件が求められる。

災害発生時の食料確保の方法として、ローリングストックとランニングストック（流通在庫備蓄方式）がある。前者は日常的に備蓄食品を消費し、消費した分を補充して備蓄していく方法。消費しながら備えるため賞味期限が短い食品も備蓄食品として扱うことができる。後者は、日常的に使用している食品を多めに確保して、賞味期限が近いものから消費し、消費と同時に新しいものを補充する方法。備蓄食品として特別に蓄えなくても、食べ慣れた食品を備蓄食品として活用することができる。

#ランニングストック、ローリングスト
ック

メディカルリスクマネジメント（MRM）
（えむあーるえむ）

Medical Risk Management

医療施設等において、患者や医療スタッフが医療過誤（事故）や院内感染などによるリスクを認知し、不測の事態が起こらないように管理・運営すること。そのための委員会（MRM委員会）を設置し対策が行われている。

=医療危機管理

ライフライン

lifeline

水（水道）、電気、ガス、通信、情報など、日常生活を営む上で必要なもの。

衛生・安全管理

GMP

じーえむぴー

Good Manufacturing Practice

適正製造基準（Good Manufacturing Practice）の略。衛生安全面、品質安全面から健全な製品を作るための技術基準のこと。食品ごとに設けられている。

わが国の GMP は薬事法において、医薬品の研究、開発、教育訓練、製造設備、原料、製造、中間体、最終製品、廃棄物、包装資材、検査、販売、不合格品及び回収品等について規定し、省令でその記録、文書化を義務づけている。

＝適正製造基準

HACCP

はさっぷ、えいちえーしーしーぴー

Hazard Analysis and
Critical Control Points

危害分析重要管理点（hazard analysis and critical cont-rol points）の略。食品の安全衛生に関する危害の発生を、事前に防止することを目的とした、自主的な衛生管理システムのこと。HACCP システムは、アメリカ宇宙計画における食品の安全性を確保する方法として構築された食品衛生管理方式である。

危害分析は各々の調理工程ごとに行い、起こる可能性のある危害または危害原因物質（生物学的、化学的、物理的危害）を特定、リスト化し、危害の発生を防止する措置を明らかにする。その管理内容をすべて記録することにより、調理の安全確保を図る。

＝危害分析重要管理点

アレルギー表示

あれるぎーひょうじ

declaration of allergens

食物アレルギーの原因となるアレルギー物質を含む食品であると表すこと。食品表示法に基づく食品表示基準。対象品目として、28 品目（義務7 品目、奨励 21 品目）が規定されている。

アレルギー物質
表示が義務づけられた特定原材料：えび、かに、小麦、そば、卵、乳、落花生（ピーナッツ）
表示が奨励されている原材料：アーモンド、あわび、いか、いくら、オレンジ、カシューナッツ、キウイフルーツ、牛肉、くるみ、ごま、さけ、さば、大豆、鶏肉、バナナ、豚肉、まつたけ、もも、やまいも、りんご、ゼラチン

一般的衛生管理プログラム

いっぱんてきえいせいかんりぷろぐらむ

prerequisite programs

適正製造基準（GMP）と衛生管理作業手順（SSOP）から構成される。

5

危機管理　衛生・安全管理

①施設・設備の衛生管理。②施設・設備、機械・器具の保守管理。③ネズミ、昆虫の駆除。④使用水の衛生管理。⑤排水及び廃棄物の衛生管理。⑥従業者の衛生管理。⑦従業者の衛生教育。⑧原材料の受け入れ、食品などの衛生的な取り扱い。⑨製品の回収プログラム。⑩製品の試験・検査に用いる機械器具、設備などの保守管理。なお、わが国において「総合衛生管理製造過程」の承認は、一般的衛生管理プログラムを満たしていなければならない。

#総合衛生管理製造過程

ウイルス性食中毒
ういるせいしょくちゅうどく

viral food poisoning

ノロウイルスやA型肝炎ウイルス等のウイルスが原因で発症する食中毒。

国内におけるウイルス性食中毒の9割以上が、ノロウイルスを原因物質として発症している。主な症状は吐き気、嘔吐、腹痛、下痢。細菌性食中毒に比べて発症までの潜伏期間が長く、1週間を超える場合もある。原因食品としてはカキの生食、生の二枚貝や調理貝がある。感染者の吐物等からの二次感染の事例が多く、10〜3月の冬期に多発し、冬場の食中毒の多数を占めるが、年間を通じての注意が必要である（表5a）。

衛生・安全管理
えいせい・あんぜんかんり

food hygiene and
food safety management

給食施設内において事故や災害などの発生を防止し、調理従事者の作業が安全に行えること、食中毒や異物混入などの事故を未然に防ぎ、利用者が安全でおいしい食事を摂取できることを目的としたマネジメントのこと。調理従事者に対して①健康の自己管理、②食材料の扱い方、③施設・設備を衛生的に保つとともに保守点検の徹底、④施設内や作業中の5S（5S Method、整理・整頓・清掃・清潔・しつけ）活動の実施等の衛生・安全教育を徹底させることが重要である。5Sの実施は作業効率を上げ、最終的に経済効率を高める効果がある。

衛生管理ガイドライン
えいせいかんりがいどらいん

hygienic management guideline

給食における食中毒を予防するために、HACCP（危害分析重要管理点）の概念に基づき、調理過程における給食業務についてまとめ、厚生労働省等から示されている指針。代表的なものには「大量調理施設衛生管理マニュアル」や「院外調理における衛生管理指針」、「学校給食衛生管理基準」等がある。衛生管理に関して、WHO等により国際的に推奨されているHACCP等に基づく適切な衛生管理を実施して、利用者に対する食中毒等

の発生予防と提供する食品の安全性を確保することを目的としている。

→学校給食衛生管理基準、大量調理施設衛生管理マニュアル

化学性食中毒

かがくせいしょくちゅうどく

chemical toxic food poisoning

食品の生産・加工・保存・流通及び消費の過程で、食品内に外部から混入するか、あるいは生成する有害物質のうち、化学物質によって引き起こされる健康被害のこと。発生件数は非常に少ないが、発生すると大規模な事件に発展すると同時に、死に至ったり、後遺症を残す結果となることもある。化学物質の人体に対する毒性の現れ方は多様で、急性中毒として発症する場合もあるが、蓄積して慢性中毒症状を呈する場合もある（**表5a**）。

感染症

かんせんしょう

infectious disease

寄生虫や細菌、真菌、ウイルス、異常プリオン等の病原体の感染によって、より高等な動植物に生じる病気の総称。感染経路別にみると、呼吸器感染、経口感染、接触感染に分けられる。

給食施設においては飲食物を媒介とする経口感染の予防のみならず、呼吸器感染、接触感染などの集団感染や院内感染の予防が重要である。感染管理上は病原体及び感染源を突き止め、感染の連鎖を断ち切る。免疫能が低下し

ている術後や意識障害の患者、高齢者、乳幼児は二次感染の予防を徹底する。

検食

けんしょく

meal evaluation in terms of nutrition, hygiene and taste

できあがった食事が計画どおりに安全で安心して食べることができる食事であることを確認するためのもの。施設長あるいは給食責任者は、調理をした後、利用者に給食を供する前に、各料理の量及び質、盛りつけ、味付け、色彩、形態、異臭、異常の有無などについて点検する。検食者は、毎回、必ず検査結果を検食簿に正確に記録する。検食は、給食内容の改善の資料とする。

大量調理施設衛生管理マニュアルでは、食中毒発生時の原因食品及び原因菌を特定するために、保存する食品も検食としている。

→保存食

検便

けんべん

fecal examination, fecal test

病原菌や寄生虫の有無を調べるために大便を検査すること。

調理従事者（臨時職員含む）には、雇い入れまたは給食業務への配置換えの際、健康診断とともに検便の実施が義務づけられている（労働安全衛生規則第47条）。検便は月1回以上（学校給食衛生管理基準においては「毎月

表 5a 主な食中毒の種類と特徴

種　類		原因微生物・物質	主な原因食品・感染源
細菌性	感染侵入型*¹	サルモネラ属菌	食肉及びその加工品、鶏卵、複合調理食品。
		カンピロバクター	鶏肉、飲料水。
		エルシニア	畜肉食品、保菌獣から飲食物を介して感染。
		腸炎ビブリオ	海産魚介類、折詰弁当、漬物など。
	感染毒素型*² (生体内毒素型)	腸管出血性大腸菌	牛肉及びその加工品、サラダ、白菜浅漬け、井戸水。
		ウエルシュ菌	食肉、魚介類の加熱調理済み食品。
		下痢型セレウス菌	シチューなどの肉、スープ。
	毒素型*³ (食品内毒素型)	黄色ブドウ球菌	穀類及びその加工品、複合調理食品、菓子類、魚介類。
		ボツリヌス菌	いずし、ハム、ソーセージ、缶詰など。
		嘔吐型セレウス菌	チャーハン、ピラフなどの米飯。
ウイルス性		ノロウイルス	生ガキ、保菌者、汚染物。
寄生虫		アニサキス	サバ、サケ、ニシン、スルメイカ、イワシ、サンマ等の生食。
化学物質		ヒスタミン	赤身魚やその加工品(カジキ、ブリ、マグロ、サバ等)。
自然毒	植物性	毒きのこ	つきよたけ、いっぽんしめじ、にがくりたけ、かきしめじ、てんぐたけなどに含まれるファロトキシン、アマトキシン、イボテン酸など。
		じゃがいも	じゃがいもの芽などに含まれるソラニン、チャコニン。
	動物性	フグ	フグの内臓(卵巣、肝臓など)、皮に存在するテトロドトキシン。
		麻痺性貝毒	イ貝、ホタテ貝、アカザラ貝などに蓄積された麻痺性貝毒。

注) *¹感染侵入型：細菌が腸管組織を傷害、組織へ侵入して発病するもの
　　*²感染毒素型：細菌が腸管内で増殖し、産生した毒素によって発病するもの
　　*³毒素型：食品中で細菌が増殖するとき産生した毒素を摂食することによって発病するもの

⑤
危機管理

衛生・安全管理

潜伏期間	症　状	備　考
12〜24 時間 平均 18 時間	発熱(38〜40℃)、全身倦怠、頭痛、食欲不振、腹痛、下痢、嘔吐。	2 〜 3 日で回復するが、症状は重い。
1 〜 7 日	腹痛、下痢、まれに嘔吐、発熱。	近年、多発傾向。
2 〜 3 日	腹痛、発熱、頭痛を伴って集団発生することがある。	65℃ 以上の加熱で容易に死滅する。0 〜 5 ℃ でも増殖可。
12 時間前後	激しい腹痛、下痢、嘔吐、発熱（38℃ 前後）。	2 日前後で治癒。
7 〜 10 日	激しい腹痛、下痢、血尿。重症の場合は尿毒症。	Ｏ157 は 75℃ の加熱で死滅。
8 〜 20 時間 平均 12 時間	腹痛、下痢、まれに嘔吐、発熱。	耐熱性芽胞菌である。1 〜 2 日で症状回復。
8 〜 16 時間	下痢、腹痛。	芽胞は 100℃ 30 分でも死滅しない。
30 分〜 6 時間 平均 3 時間	頭痛、下痢、吐き気、嘔吐、腹痛、通常無発熱。	24〜48 時間で回復。経過良好。人及び動物の化膿創、自然界（空気、水など）に存在。
12〜36 時間 （毒素により不定）	視力低下、口渇、腹部膨満感、四肢運動麻痺、呼吸麻痺。	芽胞は耐熱性で調理程度の加熱では死滅しないが、原因となる毒素は熱に弱い。
30 分〜 5 時間 平均 3 時間	吐き気、嘔吐。	芽胞は 100℃ 30 分加熱でも死滅しない。黄色ブドウ球菌の症状と類似。
24〜48 時間	嘔吐、激しい下痢。	酸、消毒用アルコールで不活化されにくく、85〜90℃ 90 秒間以上の加熱推奨。手洗いの徹底。
2 〜10 時間	胃腸障害、コレラ様症状、神経系障害、脳症状、脳症溶血性障害。	毒性の強いものと弱いものがある。
30 分〜 3 時間	腹痛、胃腸障害、虚脱、めまい、眠気。	新芽の出ているところや病変部を取り除いて皮をむく。
20 分〜 3 時間	知覚麻痺、運動麻痺、発声不能、嚥下困難、呼吸困難、チアノーゼ。	致死率は高い。
5 〜30 分	知覚麻痺、運動麻痺、時に呼吸困難。	有毒プランクトンの摂取により毒化。

2回以上実施すること」とされている）、腸管出血性大腸菌の検査を含めて行い、必要に応じ10〜3月にはノロウイルスの検査も含めることとなっている（大量調理施設衛生管理マニュアル）。ノロウイルスを原因とする感染性疾患による症状と診断された調理従事者等は、検便検査においてノロウイルスを保有していないことが確認されるまでの間、食品に直接触れる調理作業を控えるなど適切な処置をとることが望ましいこと。

⑤

危機管理

衛生・安全管理

細菌性食中毒

さいきんせいしょくちゅうどく

bacterial food poisoning

細菌を原因とする食中毒のこと（表5a）。

予防は、①食品の細菌による汚染を防ぐ、②細菌を増殖させない、③細菌を死滅させる、が3原則である。また、食中毒菌の発育には3つの要素（栄養分、水分、温度）が必要であり、その中でも細菌の増殖には温度が最も大きな要素となる。すべての細菌はそれぞれ増殖に適した温度（至適温度帯）と、増殖温度範囲がある。食中毒菌の発育至適温度帯は一般に20〜50℃とされるが、急速に菌が増殖するのは30〜45℃である。食中毒予防には、菌の発育至適温度を避けて食品を保管する。

作業区域

さぎょうくいき

working area

食品の調理過程による様々な工程作業によって調理場内を区分けしていること。大量調理施設衛生管理マニュアルでは、微生物汚染の程度によって、汚染作業区域、非汚染作業区域に分け、更に、非汚染作業区域を清潔作業区域と準清潔作業区域に区分する。なお、各区域を固定し、それぞれを壁で区分する（隔壁）、床面を色別する、境界にテープを張る等により、明確に区画することが望ましいと規定している。

作業区域別の作業内容の衛生管理基準と使用機器は、表5bを参照。

→隔壁

自然毒食中毒

しぜんどくしょくちゅうどく

natural toxic food poisoning

植物・動物に含まれる毒性物質を原因とする食中毒のこと（表5a）。

消毒・殺菌

しょうどく・さっきん

disinfection・sterilization

感染を防止するために、汚染した器具等の病原性微生物を物理的または化学的方法により死滅させ、除去すること。殺菌とは滅菌及び消毒も含まれており、滅菌はすべての微生物を殺すことを目的とし、消毒は人体に有害な微生物を殺すことを目的としている。

物理的方法：①煮沸（沸騰した熱湯で消毒する方法。数秒から10秒間で菌が死滅。調理機械、器具・容器等は80℃5分間以上で殺菌。ふきん、タオル等は100℃5分間以上で煮沸殺菌）、②蒸気（湿熱式食器消毒保管庫は80℃20分以上）、③乾熱、④日光、⑤紫外線、⑥乾燥（通風、換気）等がある。文部科学省「調理場における洗浄・消毒マニュアルpart II」（平成22年3月）では、「原則として、熱風消毒保管庫（85〜90℃、30〜50分程度）で乾燥保管する。」ことが示されている。

化学的方法：①次亜塩素酸ナトリウム（野菜・果物の生食の場合は200mg/L、飲料水は残留塩素が0.1mg/L以上）、②アルコール（調理機器、調理台は70%アルコール溶液を噴霧）、③クレゾール石けん液（手指の消毒の場合2%溶液を使用する）、④逆性石けん（0.2%溶液をつけ手指をよくこする、または1%溶液に手指を30秒程度つける）による方法等がある。

殺菌方法：低温・高温殺菌、乾燥殺菌、薬剤殺菌、放射線殺菌、超音波殺菌等がある。

食中毒

しょくちゅうどく

food poisoning

有毒な微生物や化学物質を含む飲食物を食べた結果生じる健康障害。多くは、急性の胃腸障害（嘔吐、腹痛、下痢などの症状）を起こす。食中毒は原因物質により、細菌性食中毒、ウイルス性食中毒、自然毒食中毒、化学性食中毒などに分類できる。食中毒はこれらの原因物質の食品への付着により起こるが、給食施設においてはその原因となる二次汚染を防止することが重要である。

二次汚染とは、調理中の食品が、まな板や調理器具類、あるいは調理する人の手を経由することで細菌やウイルスに汚染されることである。二次汚染は見落とされることが多く、調理時の作業行為を確かめて、万全な食中毒予防対策を講ずることが必要である。

食中毒の種類と特徴は、**表5a**を参照。

なお、従来、赤痢やコレラなどの感染症は食中毒と区別されてきたが、1999（平成11）年4月に施行された「感染症の予防及び感染症の患者に対する医療に関する法律」において、病因物質の種別にかかわらず飲食に起因する健康障害は食中毒として取り扱われることとなっている。

→細菌性食中毒、ウイルス性食中毒、自然毒食中毒、化学性食中毒

食品安全委員会

しょくひんあんぜんいいんかい

Food Safety Commission

食品安全基本法に基づき設置されている内閣府の機関。7名の委員と約200名の専門委員で構成されている。

BSE（牛海綿状脳症）問題や食品添加物、残留農薬、遺伝子組換え食品など、これら食品のヒトの健康に対する影響について公正、中立で客観的な

区　域		作業内容	危害要因
汚染作業区域		食材料納入、検収 　食材料保管（原材料）	汚染物質、異物混入、腐敗、業者・容器を介しての汚染
		下処理 　洗浄・消毒・切さい・侵漬・成形・解凍	汚染物質の残存、二次汚染（手指、器具など） 菌の残存・増殖、品質劣化、混合による相互汚染
非汚染作業区域	準清潔作業区域	食材料保管（下処理済み食品、調理品等） 出納・整理 食品洗浄	細菌増殖、品質劣化（腐敗）、損耗
		加熱処理 　蒸す・煮る・焼く・炒める・揚げる・汁	菌の残存、加熱後の手・容器による汚染、品質劣化
	清潔作業区域	冷菜調理 　サラダ、和え物、汁	菌の残存・増殖、手・容器による汚染、混合による汚染、落下細菌
		保管、保温、保冷	菌の増殖、器具による汚染、保管中の品質劣化、腐敗
		盛りつけ配膳	菌の残存・増殖、落下細菌による汚染、手指・器具・食品類による汚染、異物混入（毛髪）

資料）　太田：給食管理、p. 150（2009）第一出版、富岡：エッセンシャル給食経営管理論―

「リスク評価（食品健康影響評価）」を行うために、食品や農林水産物の「リスク管理」をする管理官庁（農林水産省や厚生労働省）からは独立した組織になっている。

　評価の対象となる危害要因は大きく生物学的、化学的、物理的の３つに分けられ、その評価は科学的でなければならない。また、消費者と生産者、関連省庁との間で情報や意見を幅広く交換する「リスクコミュニケーション」

の実施にも取り組んでいる。

→遺伝子組換え食品

食品衛生監視員

しょくひんえいせいかんしいん

food sanitation inspector

　国、都道府県、政令市及び特別区の保健所等における食品衛生の専門家。食品衛生法第30条により、食品衛生に関する指導の職務を行わせるために

管理基準の設定・監視	改善措置	主な使用機器
配送時の温度管理、食材料別の検収基準、専用容器への入れ替え	返品、廃棄、業者の指導、契約内容の見直し、担当者の教育	検収台、計量器、ラック、運搬車、戸棚、冷蔵冷凍庫、貯水庫、シンク、調理作業台、フードカッター、ピーラー、合成調理器、洗米機、まな板殺菌庫、ワゴン
調理区分の明確化、器具類の区分と清潔、食材料別の洗浄・消毒、手指の清潔保持 食材料別解凍方法(温度、時間)の基準、解凍後の保管場所・温度	再洗浄、再消毒、手指のチェック、施設の見直し 廃棄、再解凍、方法の見直し	
保管温度の管理、保管期限の管理、保管場所の区分化、害虫の侵入防止措置	廃棄、温度調節、保管設備の整備	食器洗浄機、包丁まな板殺菌庫、消毒保管庫、厨芥処理システム、レンジ、スチームコンベクションオーブン、フライヤー、スープケトル、回転鍋、ブレージングパン、自動炊飯器、ガスレンジ、電子レンジ、調理作業台
調理別温度・時間の設定、品温設定、官能検査、手指の清潔保持、器具の清潔保持	廃棄、再加熱、方法の見直し、レシピの見直し	
食材料の洗浄・消毒、時間・温度の設定、調理後の保管方法、器具類の清潔、手の清潔保持、落下細菌の防止、官能検査	廃棄、再冷却、方法の見直し、レシピの見直し	ウォーマーテーブル、コールドテーブル、配膳車、温蔵庫、ディスペンサー、盛りつけ台、配膳台、製氷器、ティーサーバー、ブラストチラー
保管場所・方法、温度・時間、手指の清潔保持、器具の清潔保持	廃棄、再調理、方法の見直し	
温度・時間の設定、落下細菌の防止、手指の清潔保持、食器・容器の清潔保持、帽子・マスク類の着用、手袋の着用、配膳車の洗浄・消毒	時間短縮、再加熱、方法の見直し	

給食のトータルマネジメント、p.220（2007）医歯薬出版を一部改変

厚生労働大臣、内閣総理大臣または都道府県知事等が任命する任用資格のこと。

食品衛生法第30条、同施行令第9条により、飲食店、食品工場、卸売市場などを巡回して、施設・設備の清潔保持、製造工程の衛生管理、食品の衛生的取扱いなどの監視指導及び食品の収去（ふき取り検査）や輸入食品の衛生検査を実施するとともに、地域の食品衛生協会活動指導や家庭における食品衛生の普及向上などに努める。食品衛生法第22条、第23条、第24条により、都道府県等食品衛生監視指導計画に従った監視指導、輸入食品監視指導計画に従った食品、添加物、器具及び容器包装の輸入に係る監視指導が行われる。その際、食品衛生監視票（チェックリスト）を用いて、施設や食品の衛生・安全管理のために施設・設備の構造、食品の取り扱い方法、設備の取り扱い方法、従事者等について評価を行う。

食品衛生管理者
しょくひんえいせいかんりしゃ

food sanitation administrator

食品衛生法第48条において規定されている、乳製品、食品または添加物の製造、加工を衛生的に管理し、製造または加工従事者を監督する者。施設ごとに専任の食品衛生管理者を置かなければならない。

食品衛生管理者になれる者は、法第48条第6項に示されており、第8項には営業者は食品衛生管理者の氏名等を15日以内に都道府県知事へ届け出ることと規定されている。

また、上記資格とは異なるが、「大量調理施設衛生管理マニュアル」において、衛生管理体制の確立の項で、調理施設経営者または学校長等施設の運営管理責任者は、施設の衛生管理に関するものとして衛生管理者を指名するとある。

→大量調理施設衛生管理マニュアル

→大量調理施設衛生管理マニュアル

食品衛生責任者
しょくひんえいせいせきにんしゃ

food sanitation supervisor

食品衛生法第48条に規定する食品衛生管理者を置かなければならない営業施設を除いた施設において、従事者のうちから定めておかなければならない食品衛生に関する責任者。法第51条に、公衆衛生に与える影響が著しい営業施設では条例で必要な基準を定めるとあることから、条例で規定されている。東京都の条例では、食品衛生責任者の選任は次のいずれかに該当する者である。

①栄養士、調理師、製菓衛生師、食鳥処理衛生管理者、と畜場法に規定する衛生管理責任者・作業衛生責任者、船舶料理士の有資格者、または食品衛生管理者もしくは食品衛生監視員となることができる資格を有する者、②知事等が実施するまたは指定した講習会の受講修了者、③道府県、指定都市、中核市の食品衛生関係の条例に基づく有資格者またはこれと同等以上の知識を有すると認められた者、④知事が食品衛生等に関して同等以上の知識を要すると認めた者。

給食関係では調理従事者の衛生教育などを衛生管理点検表により定期的に点検し、衛生管理に当たる責任がある。

食品添加物
しょくひんてんかぶつ

food additive

食品衛生法第4条によれば、食品の製造の過程において又は食品の加工若しくは保存の目的で、食品に添加、混和、浸潤その他の方法によって使用する物。使用したすべての食品添加物を「物質名」で食品に表示することが原則であるが、例外として、用途名の併記が必要なもの（甘味料、着色料、保存料、増粘剤、安定剤、ゲル化剤、酸化防止剤、発色剤、漂白剤、防かび剤）、一括名で表示できるもの（イーストフード、ガムベース、香料、酸味料、調味料、豆腐用凝固剤、乳化剤、

表 5c　食器洗浄テスト

項　目	使用薬品	検査方法	判　定
でんぷん性残留物	0.1N ヨウ素溶液	試薬を振りかけ約1分間放置後、軽く水洗い。	青色で残留あり。
脂肪性残留物	0.1% バターイエロー・エタノール溶液または0.1% クルクミン・エタノール溶液	試薬を振りかけ約1分間放置後、軽く水洗い。	黄色または蛍光のある黄色で残留あり。
たんぱく質性残留物	ニンヒドリン・nブタノール溶液	試薬を振りかけ約1分間放置後、軽く水洗い。	青紫色で残留あり。
合成洗剤残留物	0.01% メチレンブルー溶液、クロロホルム	①食器類に80℃くらいに加温した蒸留水10 mL を入れて混和し、そのうちの5 mL を共栓試験管に移す。②対照としてC；空試験用（蒸留水5 mL）とD；確認試験用（蒸留水5 mL＋洗剤1滴）を準備する。③0.01% メチレンブルー溶液1 mL を加え1分間振とうする。④クロロホルム4 mL を加え再び振とうして静置する。	クロロホルム層が青色で残留あり。

pH 調整剤、かんすい、膨張剤、酵素等）、表示を省略できるもの（加工助剤、キャリーオーバー、栄養強化剤）がある。

食器洗浄テスト
しょっきせんじょうてすと

dish washing test

実験的方法により、洗浄後の食器に食品や洗剤が残留していないか、食器洗浄が十分に行われているかどうかを評価するテスト。呈色反応により判定する。でんぷん性残留物、脂肪性残留物、たんぱく質性残留物、合成洗剤残留物テスト等がある（表5c）。

大腸菌群簡易検出紙法
だいちょうきんぐんかんいけんしゅつしほう

paper strip method

細菌検査の1つ。培地成分を吸収、乾燥、滅菌した1枚の細長い濾紙片（ストリップ）を用いる。培養後、濾紙片に赤色斑があればそこに菌が発育していることを示し、赤色斑の数を数えて評価する。簡便な方法で、短時間に処理が可能、かつ経済的である。
＝ペーパーストリップ法

大量調理施設衛生管理マニュアル
たいりょうちょうりしせつえいせいかんりまにゅある

the sanitary management manual of large scale cooking facilities

1996（平成8）年以降続発している腸管出血性大腸菌 O157 に対応し、

大規模食中毒の発生を未然に防止するとともに、食中毒事件発生時の食中毒処理の迅速化・効率化を図るための重要事項について示したもの。マニュアルは同一メニューを1回300食以上又は1日750食以上を提供する調理施設に適用する。

トレーサビリティー

traceability

食品の生産から加工・流通・販売までの過程を明確に記録し、食品の移動ルートを把握できるようにすること。食品事故等の問題があったときに、食品の移動ルートを書類等で特定し、遡及・追跡して、原因究明や商品回収等を円滑に行えるようにする仕組み。

国際的には、食品のトレーサビリティーは、「生産、加工及び流通の特定の一つまたは複数の段階を通じて、食品の移動を把握できること」と定義されている（コーデックス委員会、2004）。また、トレーサビリティーには、トレースバック（食品の流通履歴を時系列に遡って記録をたどっていく方向）と、トレースフォワード（時間経過に沿っていく方向）がある。

ポストハーベスト

postharvest

ポストは「後の」、「次の」、ハーベストは「収穫」を意味し、収穫後に農薬などの薬剤を農産物に使用すること。使用するポストハーベスト農薬（ポストハーベストアプリケーショ

ン）として、防虫剤や防腐剤、防かび剤などがあり、栽培中に使用するものより高い濃度の溶液を直接かけたり浸けたりするので、薬剤の残留が高濃度であり、洗浄や皮をむいても完全に除去できない。

わが国ではポストハーベスト農薬は原則禁止されているが、「保存」のための食品添加物として認可されている。

なお、残留農薬については、ポジティブリスト制度により残留農薬基準を設け、一定の量を超えて農薬等が残留する食品の販売を規制している。
＝収穫後農薬

保存食

ほぞんしょく

food for sanitation test

給食施設での事故発生時の原因究明の資料とするために採取、保存する食材及び調理済み食品のこと。食品ごとに50g程度ずつ清潔な容器（ビニール袋など）に密閉し、専用冷凍庫で−20℃以下で2週間以上保存する。なお、原材料は、特に洗浄、殺菌等を行わず、購入した状態で保存する。調理済み食品は配膳後の状態で保存する。その記録は保存食簿に残す。

大量調理施設衛生管理マニュアルでは、保存食を「検食の保存」としている。
→検食

遊離残留塩素

ゆうりざんりゅうえんそ

free residual chlorine

　水道を消毒するために用いた塩素が水にとけることで生成された次亜塩素酸（HCIO）及び次亜塩素酸イオン（OCI⁻）のこと。衛生上、水道水は給水栓において遊離残留塩素を0.1mg/L以上保持するように定められている。

　大量調理施設衛生管理マニュアルでは、始業前及び調理作業終了後に毎日検査し、記録することが定められている。

理化学的検査

りかがくてきけんさ

physics and chemistry examination

　給食において、使用する食材料の安全性を確認するために行う検査の一つ。物理学的検査（鑑別対象は硬度、乾燥度、容量、温度、比重など）と、化学的検査（鑑別対象は成分、有害物、添加物、農薬、pHなど）と、細菌学的検査（細菌数、病原菌など）がある。

6 施設・設備管理

給食施設の調理場（厨房）の施設と設備、調理機器、それらの材質に関する用語をまとめた。また、給食施設の施設・設備に関しては、安全・衛生の観点から、多くの基準が整備されており、それら安全・衛生管理を含めた基準に関する用語をまとめた。業務用厨房の施設・設備計画及び日々の保守管理については、高度な専門性が求められるため、それらについては、専門書や専門家から詳細な情報を得るようにする必要がある。

DIN
でぃん

Deutches Industrie Norm

ドイツ規格協会が制定するドイツ連邦の準国家規格。EN（欧州規格）、ISO（国際標準化機構）、VDE（ドイツ電気技術者協会）等の規格をそのままドイツ規格として包含した工業規格。電気技術、機械製造、航空機、建築、情報処理システム、食料品など、工業製品のほか広い産業分野にわたる。DIN 規格によりドイツ国内で生産された製品の品質が高く評価されていることから、国際標準になっている例も見られる。業務用調理機器においても、選定基準の１つとして、DIN認定を位置づけることができる。
＝DIN 規格、ドイツ工業規格

IH
あいえいち

induction heating

誘導加熱（induction heating）のこと。電磁誘導加熱とも呼ばれる。交流電源に接続されたコイルに電流を流すと磁力線が発生し、その近くの金属に渦電流が流れ、その渦電流によって金属が発熱する。IH 調理器は、この原理を利用して、鍋自身を直接加熱するものであり、周囲に余分な熱を出さないため、涼しい厨房環境を実現し、省エネルギーにも役立つ電化厨房の中心的機器である。鍋の材質等によって、使えるものと使えないものがある。
電化厨房、IH 調理器

JFEA
じぇいえふいーえー

Japan Food Service
Equipment Association

一般社団法人日本厨房工業会の略称。業務用厨房機器及び設備の生産・販売・施工・保守管理の事業を営む業界の団体であり、厨房関連書籍の発刊、厨房設備士資格認定や、業務用厨房機器の統一名称を定め、JFEA 業務用厨房設備機器基準、業務用厨房熱機器等性能測定基準の制定を行っている。

JIA
じぇいあいえー

Japan Gas Appliance
Inspection Assosiation

一般財団法人日本ガス機器検査協会の略称。ガス機器をはじめ各種の認証を行う中立的な第三者認証機関である。ガス機器の技術基準には、省令による国の技術基準と JIA 独自の検査基準があり、検査合格の証として製品にJIA マークを表示することができる。

NSF
えぬえすえふ

National Sanitation Foundation

NSF インターナショナルの略称。公衆安全衛生の分野で国際的に認められた第三者認証機関であり非営利団体。そこで制定された NSF 規格は、食品関連機器及びその材料、飲料水処理装置及びその材料などに関する衛生

規格である。

ウォールマウントキッチンシステム
wall mounted kitchen system

　厨房機器の脚部をなくし、機器本体を壁面からの支持金物に固定させ、壁掛け式にした施工方法。脚部をなくすことで機器の下部に溜まるゴミや水分の掃き出しを容易にすることができる。壁面懸架の特殊な施工方法であるため、建築設計段階で綿密な打ち合わせと設備投資が必要となり、機器も特注となる。

エアカーテン
air curtain

　建物の出入口の上方から空気をカーテン状に吹き降ろし、空気や昆虫の出入をできるだけ遮断する設備。防虫、防塵、防煙、冷暖房のロス防止などに効果があり、調理室、冷凍室や冷蔵室、喫煙室などの出入口に設けられる。

エアシャワー
air shower

　人や物が厨房内に入る前に二重扉によって仕切られた小部屋（クリーンルーム）を設け、塵埃などの汚染物質を持ち込ませないように中に入ってきた人や物に清浄空気を一定時間吹き付け、塵埃を除去する設備。本体にはエアフィルター及び送風機が組み込まれて、壁面の吹出し口から高速な風速の清浄空気を吹き付ける。厨房の空気の混合を避けるため、二重扉はインターロックにより同時に開かないようになっている。

エネルギー消費量
えねるぎーしょうひりょう

energy consumption

　厨房の施設・設備においては、ガス消費量または電気消費量のこと。いずれも共通の国際単位（SI）系である電力（kW）と時間（h）の積 kWh（キロワットアワー）で表される。ただし、ガスは一次エネルギー、電気は二次エネルギーの違いがあるため、両エネルギー消費量を単純には合算・比較できない。なお、1 kWh=$3.6×10^6$ J（ジュール）である。ガス消費量は、以前には kcal が使用されていたが、1 kWh=860 kcal である。また、ガス消費量をガスの流量（m^3）で表すこともあるが、ガスの種類によって異なるガスの発熱量（kWh/m^3）で換算できる。

ガス消費量、電気消費量、キロワットアワー（kWh）

隔測温度計
かくそくおんどけい

remote sensor thermometer

　特定の場所の温度を離れた場所で確認するための温度計。温度表示部分とセンサーを長いリード線でつないでいる。

6
施設・設備管理

隔壁
かくへき

partition

部屋を分ける壁、仕切りのこと。給食施設では、作業区域を隔壁で区切ることにより、調理従事者や食品、器具による二次汚染を防ぐ効果がある。
→作業区域

ガス設備
がすせつび

gas facilities

ガスを供給する配管設備やガス熱源としての機器のこと。ガスの種類は、都市ガス（天然ガスと石油ガスがある）と液化石油ガス（LPガス、LPG）があり、ガスの種類に適合した設備にする（表6a）。
→ガス漏れ感知器

ガス漏れ感知器
がすもれかんちき

gas detector

漏れたガスを感知し、警報音を発する機器。熱源として使用するガスには都市ガス（天然ガス、石油ガス）と、液化石油ガス（LPガス、LPG）がある。ガス検知器、ガス探知器、ガス警報器等もほぼ同様である。LPガスを使用する学校やホテル・地下街・病院・アパートなどについては、設置に関する法と基準がある。
→ガス設備

稼働率
かどうりつ

ratio of utilization

機器を操作し実際に生産を行っている時間の割合や標準的な運転により得られる生産量に対する実際の生産量。設備や機械の場合は、可能な最大負荷に対する実負荷（％）、または稼働できる最長時間（例えば1日24時間を100％とする）に対する実稼働時間（％）を意味する。効率的に機械を運転することが稼働率を高めることにつながる。

カトラリー

cutlery

スプーン、ナイフ、フォークなどの金属器具。食事をする時に使用する食具であるが、サービスに用いるスプーン、ナイフ、フォークも含まれる。日本では食具として箸が最も重要であるため、箸を加えてカトラリーとするのが一般的である。

換気設備
かんきせつび

ventilation installation

空間の空気を入れ替えるための設備。給気設備と排気設備から構成され、建築基準法によって、原則としてすべての建築物での設置が義務づけられている。厨房では機器から発生する汚染空気を排気し、必要とされる空気を給気する設備である。特に、ガス機

表 6a　ガスの種類別特徴

都市ガス（天然ガス、石油ガス）	●ガス事業者の設備から導管を伝って厨房まで供給されるため、ガス貯蔵設備が不要で、さらに安定して利用できるという利点がある。 ●近年は、ガスの種類が天然ガス（13A・12A）へと切替えが進み、燃焼後の CO_2 発生量も少なく環境性も良くなっている。
液化石油ガス（LPガス、LPG）	●敷地内にボンベ、タンクを設置し、必要な熱量に応じてボンベ等の連結などで容量の対応ができる。一般的に、プロパンガスとも呼ばれる。 ●ガスの定期的な補充、交換が必要になる。 ●ボンベ、タンクから配管を通して厨房内のガス機器に連結させるが、機器ごとの熱量に応じた配管の口径が必要となり、さらに大型機器では耐震などを考慮し、大口径は鉄管接続となる。 ●小型機器は可とう管接続や金属フレキ接続で施工性を向上させている。

器を使用する場合は、不完全燃焼による一酸化炭素（CO）の発生を防ぐために、ガス消費量に応じた換気量が建築基準法で定められている。ガス機器を使用する時は、設けられている換気設備の稼働を確認する必要がある。

機器
きき

equipment

　機械、器械、器具の総称。「機械」は、主に人力以外の動力（エネルギー）を有用な仕事に変えるものであり、より複雑で大規模なもの。「器械」は、主に人力を有用な仕事に変える単純で小規模なもの。「器具」は道具や器または仕組みの簡単な器械をいう。

給水設備
きゅうすいせつび

water supply facilities

　生活・業務に必要な水を供給するための設備。厨房では調理・飲料・洗浄

に使用され、適切な水量と水圧（0.15～2.0 MPa）で供給される。
　給水方式は水道直結式と受水槽からポンプにて圧送する方式に分かれ、その中でも建物規模、供給場所などにより高置水槽方式、圧力水槽方式などがある。

給湯設備
きゅうとうせつび

hot water supply facilities

　加熱した水を適切な水量と圧力で提供する設備。給茶器のような飲用給湯機（湯温90～95℃）と洗浄雑湯用給湯機（湯温60～65℃）がある。
　給湯方式には中央式（セントラル給湯）と局所式がある。中央式は給湯使用量が多い施設に採用され、大容量の熱源機器と貯湯タンクを設置する。局所式は、厨房内または、直近に給湯機を設置する。給湯機器と水栓の距離があると出湯するまでに時間がかかる。

業務用厨房機器
ぎょうむようちゅうぼうきき

commercial cooking equipment

　大量の食品を調理する業務用調理機器。業務用厨房機器は、一般社団法人日本厨房工業会（JFEA）において「業務用厨房機器の分類と統一名称」が定められており、家庭用とは異なり、衛生性や安全性に加え、生産性と機能、耐久性、メンテナンス性が求められる。

業務用熱機器等性能測定基準
ぎょうむようねつききとうせいのうそくていきじゅん

performance measurement method for commercial food service heating equipment

　一般社団法人日本厨房工業会（JFEA）が定めた業務用厨房熱機器の主要な性能の標準的な測定方法及び算出方法。その性能項目は、定格エネルギー消費量、熱効率、立上がり性能、調理能力、エネルギー消費量、給水量もしくは給湯量、または均一性が含まれている。その基準本文、マニュアルとエクセルのマクロファイルは、JFEAのHPからダウンロードできる。

空調設備
くうちょうせつび

air conditioning system

　湿度・温度・空気清浄など、室内環境の調整を行うための空気調和設備。厨房内では室内温度・湿度環境を一定に維持することが、菌の増殖などを抑えることにつながる。また、調理員の作業環境改善のために設置される。冷暖房の吹き出し位置は、調理員の作業位置や加熱機器の配置を考慮して設定される。大量調理施設衛生管理マニュアルでは、湿度は80%以下、温度は25℃以下に保つことが望ましいとされている。

グリストラップ

grease trap

　厨房からの排水中に含まれる油脂を冷却凝固させ分離し、配管の閉塞を防止する設備。油脂分離阻集器ともいう。建築基準法により、食事を提供する飲食店・学校給食・病院・社員食堂・老人ホーム・食品加工場などに設置が義務づけられている。

合成樹脂
ごうせいじゅし

resin

　石油などから合成された高分子物質に可塑剤、安定剤、着色剤、充填材を必要に応じて配合成型したもの。金属材料に比べて軽く、熱や電気の伝導率が低く、成形性や着色性に優れている。一方、金属材料より強度に欠け、耐熱性の低いものが多く、熱膨張率が大きく、可燃性で、環境による経年劣化がある。食器及び食品に直に触れる部分に使用する場合、有害な物質が基準値以上溶出しないことが食品衛生法により定められている。

　熱硬化性と熱可塑性に大別され、種類も多く、それぞれの特性に応じた用

途に使用される。**表6b** 参照。
＝プラスチック

作業スペース
さぎょうすぺーす

working space

厨房では下処理や加熱調理、盛りつけ作業などを行う場所（空間）。その広さは作業量に対応し、広すぎる場合は移動が多くなり、逆に狭すぎると動線の交差による危険性が高まるほか、一度に処理できる量などに影響を及ぼすこともある。

3R
さんあーる

3R policies (reduce, reuse, recycle)

経済産業省が循環型社会を形成するために政策として進めている3つの取り組み。リデュース（reduce、廃棄物の発生抑制）、リユース（reuse、再利用）、リサイクル（re-cycle、再生利用）の3つのR。

産業廃棄物
さんぎょうはいきぶつ

industrial waste

「廃棄物の処理及び清掃に関する法律」によれば、事業活動に伴って生じた廃棄物のうち、燃え殻、汚泥、廃油、廃酸、廃アルカリ、廃プラスチック類その他政令で定める廃棄物と、輸入された廃棄物並びに我が国に入国する者が携帯する廃棄物のこと。事業者

が処理をしなければならない。

CE マーク
しーいーまーく

CE marking

欧州経済地域 EEA（European Economic Area）内で製品を自由に流通する時に必要とされる表示。製造者が自主的に製品に表示する。CE マークが表示された製品は、欧州連合 EU（European Union）の法令に適合し、安全性能基準等を満足した製品であることを意味している。EEA とは、EU の加盟国と欧州自由貿易連合 EFTA（European Free Trade Association）からなる単一市場を指す。

自助食器具
じじょしょっきぐ

self-help plate and cutlery

手指の運動機能に障がいがある人が、食事を自立的に摂取することを助ける食器や食具の総称（**表6c**）。

施設・設備
しせつ・せつび

facility and equipment

給食では、食材の搬入、調理・提供までの給食運営業務が行われる場とその場に備えつけられたもの。施設には厨房（調理室）や食堂、給食事務室、更衣室、休憩室、便所が含まれる。設備は、施設の付帯設備（熱源、照明、給排水、空調、換気、通信）のほか、

表 6b 合成樹脂（プラスチック）の種類と用途

分類	名 称	略称	特 徴	耐熱温度 ℃ / 比重*	主な用途
熱硬化性	フェノール樹脂	PF	硬くて機械的強度が大きい。耐熱性、電気絶縁性に優れる。アルカリ性に弱い。	150 / 1 <	鍋の取手、鍋蓋のつまみ、コックのつまみ、茶托、汁椀、電気絶縁材料、電気部品等
熱硬化性	ユリア樹脂	UF	耐水性、耐酸性、耐アルカリ性、耐候性、耐衝撃性に劣る。安価。	90 / 1 <	食器類、汁椀等の基材（下地）
熱硬化性	メラミン樹脂	MF	ユリア樹脂に比べて、耐熱性、耐水性、耐酸性、耐アルカリ性に優れる。表面が硬く、光沢があるため外観が美しい。	120 / 1 <	食器類（陶磁器のような美しい食器が可能）
熱硬化性	繊維強化プラスチック	FRP	ガラス繊維、炭素繊維等をプラスチックに混ぜ合わせたもの。耐油性、耐薬品性に優れる。やや重いが、表面硬度も高く破損しにくい。	130 / 1 <	トレイ、建築材料
熱可塑性	塩化ビニル樹脂	PVC	耐水性、耐溶剤性、耐薬品性、耐候性、耐衝撃性、難燃性、電気絶縁性に優れる。耐熱温度が低い。	60~80 / 1 <	水道パイプ、卵パック、雨どい、ホース、窓枠、建築外装材、ビニールハウス、電線被覆、各種容器、おもちゃ等
熱可塑性	ポリエチレン	PE	耐水性、耐油性、耐溶剤性、耐薬品性、耐衝撃性に優れる。成型しやすい。傷つきやすい。	70~110 / 1 >	下水道配管用パイプ、食品容器、包装用フィルム、ポリバケツ、各種容器やビン類等
熱可塑性	メタクリル樹脂（アクリル）	PMMA	透明度が大きい。外観、表面光沢、表面硬度が良い。	80~100 / 1 <	ボウル、しょうゆ差し、レンズ、照明器具や外観カバー、透明容器
熱可塑性	AS樹脂	AS	ポリスチレンより引張強度が強く、耐衝撃性に優れている。耐薬品性に優れ、表面が傷つきにくい。油脂や果汁等に長時間使用するとひび割れが生じる。	80~100 / 1 <	コップ、計量カップ、おろし器、漬物容器、しょうゆ差し、ジューサー
熱可塑性	ABS樹脂	ABS	表面の美観に優れる。剛性、硬度、加工性、耐衝撃性等のバランスに優れる。耐油性は良くない。	70~100 / 1 <	電気製品の外装、文具、家具、おもちゃ、雑貨類
熱可塑性	ポリプロピレン	PP	耐水性、耐油性、耐溶剤性、耐薬品性、耐衝撃性に優れる。成型しやすい。硬質でありながら折り曲げに強い。吸水性がない。	130~165 / 1 >	食品容器、包装用フィルム、電気機器、電気絶縁材
熱可塑性	ポリスチレン	PS	耐水性、耐薬品性、絶縁性が良い。常温で硬い。透明で着色も容易。熱に弱く割れやすいのが欠点。=スチレン樹脂、スチロール樹脂	70~90 / 1 <	コップ、各種容器、歯ブラシ等の日用品、プラモデル、包材、使い捨て食器等

6 施設・設備管理

分類	名称	略称	特徴	耐熱温度 ℃ / 比重*	主な用途
熱可塑性	ポリエチレンテレフタレート	PET	強度、透明性、電気絶縁性、耐熱性に優れる。耐薬品性に優れ、食用油や酸、アルカリに強い。	60～150 1＜	ペットボトル、果実野菜パック、包装食品のトレイ、電子レンジ用トレイ、加工食品の包装袋
	ポリエチレンナフタレート	PEN	耐油性、耐薬品性に優れる。表面硬度、保温性がある。酸素バリア性が高い。適度な弾力性があり、比較的軽い。取扱い時静かで丈夫。	120 1＜	食器、ゼリーカップ、耐熱ボトル、フィルム
	ポリエーテルサルフォン	PES	透明樹脂。耐薬品性に優れている。表面硬度、保温性、耐熱性もある。適度な弾力性があり変形が少ない。難燃性。取扱い時静かで丈夫。	150 1＜	ガラス代替品として、食器、哺乳ビン、家電製品、家庭用品に広く使用。
	ポリアセタール	POM	機械的性質が極めて優れ、引張、曲げ強さが大きく、強度が大きく弾性をもっている。摩擦係数が小さく吸湿性が少ない。強酸以外の薬品、溶剤に耐える。	80～140 1＜	歯車、軸受、カム等の機械部品、無給油軸受
	ポリブチレンテレフタレート	PBT	耐熱性、耐薬品性に優れる。強アルカリ以外の薬品に耐える。強度があり柔軟性に富む。沸騰水及び水蒸気による加水分解に注意。	120～220 1＜	電源コネクター、ドライヤー整流翼、マイクロスイッチ、ベーキングカップ
	ポリカーボネート	PC	引張に強く、圧縮性、耐衝撃性が高い。耐熱性、耐候性に優れる。耐薬品性は良いとはいえない。沸騰水及び水蒸気による加水分解に注意。	120～130 1＜	食器、哺乳ビン、OA機器類、精密機械類、めがねレンズ
	ポリアミド（ナイロン）	PA	機械的特性が良く、引張、圧縮、曲げ、衝撃に強い。摩擦係数が少ない。耐熱性、対薬品性、対油性に優れている。吸水性が高いので注意。	80～220 1＜	ターナー（フライ返し）、冷蔵冷凍食品などの包装材、ラミネートなどの構成材
	ポリサルホン	PSF	耐熱性に優れ、機械的強度のバランスが優れる。透明で酸、アルカリ、油に強い。有機溶剤に弱い。	175 1＜	電子レンジ容器、デカンター、樹脂ホテルパン、煮沸可能な容器、医療機器
	フッ素樹脂	PTFE	耐熱性、耐薬品性に優れ、強酸、強アルカリ、有機溶剤に不活性。難燃性、電気絶縁性に優れ、低摩擦係数、非粘着性である。	150～260 1＜	化学・食品プラントの各部、高温用パッキン、鍋・フライパン・調理器具のコーティング、ガラスクロスの含浸剤、電線被覆

*比重については、合成樹脂を材質とする食器を扱う企業複数社が提供するデータを参照し作成。

6

施設・設備管理

器・カップ類	●多くの器は、机の上に置いたまま使用できるものが多い。そのため、器の底の部分に滑り止めが施されている。 ●形状の特徴：器を傾けることなく、料理をスプーンなどにすくうことができるように、鋭角になっているなどの工夫がされている。また、腕で押えることができるように、大きな取っ手がつけられているものもある。	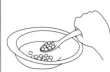 滑り止め付き皿
	●手の付いているものは持ち手が持ちやすいように、取っ手が大きくなっている（親指を除く4本の指でしっかりと握ることができるように、取っ手の輪が大きく作られている）。	 マグカップ
	●マグカップにふたがついており、そのふたにストローを刺して使用することができる。	 ストローつきカップ
箸、スプーン、フォーク	●箸：手が不自由な場合に使用できるように、工夫がされている。例えば、ピンセットに似た構造をもつ箸では、物を挟む動作が行いやすいようになっている。また、指が不自由な場合には、箸に指を通す穴などが付属されており、力が途絶えても、箸を落とさないですむようになっている。 ●スプーン、フォーク：取っ手部分が握りやすく使う方向に可動するよう工夫されている。	ピンセット箸 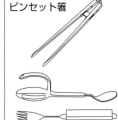

機器類、食器、什器備品、搬送等が含まれる。

什器
じゅうき

furniture & utensil

日常に使用する家具・道具・器具類など。給食施設においては、事務室や食堂の家具類からレードルやトングなどの小器具が含まれる。

消毒機器
しょうどくきき

disinfection machine

洗浄の済んだ食器や道具類を消毒する機器。消毒の方法としては、煮沸、蒸気（湿熱）、熱風（乾熱）、紫外線（波長 2600Å が殺菌力最高）、オゾン等があり、機器としては、主として熱風消毒の食器消毒保管庫、紫外線殺菌の包丁まな板殺菌庫等がある。**表 6d** 参照。

照明設備
しょうめいせつび

illumination facilities

各種光源を利用して、目的に応じた明るさを得る設備。厨房内の照度は労働安全衛生規則によると、検収、選別、秤量（精密な作業）を行うエリアの作業台面で 300 ルクス以上、前処理、調理、加工（普通の作業）を行うエリアで 150 ルクス以上、その他（粗な作業）のエリアで 100 ルクス以上と定められている。実際は安全性を考慮して作業台面で 500 ルクス以上としている。JIS の照度基準（Z9110）でも業種、エリアごとに推奨照度がある。

食器具
しょっきぐ

tableware

食事に用いられる容器・道具など。給食の食器については、安全性、強度、耐衝撃性、耐薬品性、耐熱温度、保温性、比重、積み重ねのしやすさなどの機能性のほか、施設における給食の目的に沿った種類、大きさ、色彩、材質の選定を行う（**表 6e**）。

食器洗浄
しょっきせんじょう

dish washing

使い終わった食器を洗い、清潔にすること。洗浄の方法は手洗い洗浄と機械洗浄に分けることができ、給食施設では機械洗浄が主流である。

ここで言う機械は「食器洗浄機」と呼ばれ、洗浄、すすぎ（機種によっては乾燥が含まれる）工程を、以下の作用を複合的に利用して行う。①物理的作用（摩擦や水圧などにより削ぎ落とす）、②化学的作用（洗剤を使用して汚れが表面から剥がれ易くし再付着を防止するなど物理的作用を助ける）、③温度的作用（洗浄 60℃ 以上、すすぎ 80℃ 以上により物理的作用、科学的作用を助け、殺菌する）と言われ、国際的に NSF（アメリカ）、DIN（ドイツ）などで基準が法的に定められて

6

施設・設備管理

125

共用板金機器		
シンク（イラスト①） ●流し台ともいう。水等を流す排水口や排水栓を備えた深い水槽状の台。主として食材料や食器類を溜めた水に漬けたり、洗うのに使用する。 ●槽の数によって1槽シンク、2槽シンク、3槽シンクと呼ばれる。		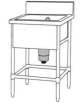①1槽シンク
水切り台（イラスト②） ●濡れた物の水を切るための台であるが、湯沸かし器置き台としても使われる。水を外にこぼさないように台の縁が立ち上がっていて、排水口を備えている。		
調理作業台 ●調理作業をするための台。ステンレス鋼の甲板の台であり、台下はパイプ脚が一般的であるが、戸棚状になっている台下戸棚のタイプもある。		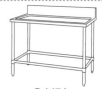
棚 ●棚板部分がパイプのパイプ棚、平たい板状の平棚、調理作業台等の上に設置する上棚等がある。		②水切台
下調理機器		
切さい機器	**フードカッター（イラスト①）** ●野菜、肉、魚、果物などあらゆる食品をみじん切りにするもの。 ●ボウルをゆるやかに水平回転させながら2枚の巴形の刃が縦に高速回転することによって、食品の液汁を出すことなく切さいできる。	①フードカッター
	フードスライサー（イラスト②） ●食品を載せた移動テーブルを往復させながら高速回転する円形刃で、食品を薄切りにするもの。	②フードスライサー
撹拌混合機器	**フードプロセッサー（カッターミキサー）（イラスト）** ●フードカッターとミキサーの機能を併せもったもの。 ●みじん切りにしてから混合・乳化までの作業が、連続的に1つの機械で行える。	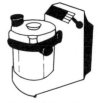
	ミキサー ●食品の撹拌、混合、練り合わせ、泡立てなどを行う機械。 ●撹拌子を目的の作業と見合ったものに交換し、適切な回転速度に調節することによって、それぞれの作業が可能になる。	フードプロセッサー

 6 施設・設備管理

皮むき機	**球根皮むき機（ピーラー）（イラスト）** ●玉ねぎ、いも類などの根菜類を洗いながら皮をむく機械。 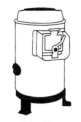 ピーラー
野菜洗浄機	**野菜洗浄機（イラスト）** ●野菜の表面に付着したゴミ、泥、農薬や洗剤などを、水流により洗い落として清潔にする機械。 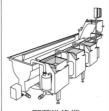 野菜洗浄機

加熱調理機器	
煮炊釜	**回転釜** ●煮物、汁物、炊飯、揚げ物、炒め物、湯沸かし、蒸し物など多目的用途の丸型の釜。 ●手回しハンドルにより前傾動回転して調理した食品の取り出しや清掃が容易にできる。 - - - - - - - - - - **ティルティングパン（ブレージングパン）（イラスト①）** ●浅く平たい角型の回転鍋であり、回転釜同様の多目的用途の調理器。 ●平たく広い鍋底温度は均一に調節されているため、調理のマニュアル化が容易である。 - - - - - - - - - - **スチームケトル（イラスト②）** ●深鍋の蒸気二重釜であり、焦げつきなどが起こりにくいため、スープ類の抽出、煮込みに使用する。 - - - - - - - - - - **麺ゆで器** ●沸騰または沸騰寸前の湯の中で、麺類を茹でたり湯がいたりするもの。特定の麺類用に特化された麺釜、そば釜、うどん釜、パスタボイラーと呼ばれるものもある。	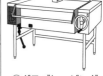 ①ガスブレージングパン 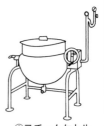 ②スチームケトル

レンジ類	ガス（または電気）レンジ（イラスト①）
	●上面（トップ）に多目的的な加熱に使えるコンロやグリドルが配置され、下部にオーブンを備えた伝統的な万能調理器。
	●昔、石炭や薪を燃やして暖をとることと調理することを兼ねていたため、「ストーブ」とも呼ばれる。
	電子レンジ（イラスト②）
	●マイクロ波（周波数2,450MHzの電磁波）を使用して、食品内部より急速加熱する機器。業務用では、主として冷凍食品の解凍・再加熱に使用される。
	●単独では、焦げ目等がつけられないため、対流加熱や放射加熱との複合で使用されるものもある。
	テーブルレンジ
	●レンジの上面（トップ）のみに脚をつけてテーブル状にしたもの。ガステーブルまたは電気テーブルとも呼ばれる。
	ローレンジ
	●テーブルレンジの背の低いものであり、寸銅鍋を上に置いたとき、ちょうど使いやすい高さになるようになっている。主として寸銅鍋によるスープ作りやだし取りに使用する。
	●ガス（または電気）ローレンジとも呼ばれる。

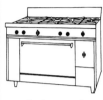

①ガスレンジ

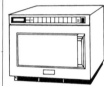

②電子レンジ

焼き物器	コンベクションオーブン（イラスト①）
	●庫内のファンによって熱気を強制的に棚の間を通して循環させる、強制対流式の多段型オーブン。
	●庫内空気の温度と調理時間のT・T管理が容易。
	スチームコンベクションオーブン（イラスト②）
	●コンベクションオーブンにスチーム機能を加えたオーブンであり、熱風加熱、スチーム（蒸気）加熱、熱風加熱＋蒸気加熱の複合加熱の3つの基本機能をもっている。
	●対象の調理によって自由にそれらの機能を組み合わせることができる。
	ジェットオーブン
	●網状のコンベアーに乗って移動する食品の上下から、高温空気の噴流（ジェット）が食品に衝突することによって、急速に食品を加熱するオーブン。
	●ジェットの温度とコンベアの速度を制御することにより、一定の高品質な焼き物ができる。
	焼き物器
	●炭火やガスバーナー、電気ヒーターなどの熱源から放出される赤外線によって、主として、魚、肉、鳥などを直火焼きにするもの。
	●上火式、下火式、上下両面式のものがある。

①コンベクションオーブン

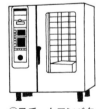

②スチームコンベクションオーブン

揚げ物器	フライヤー（イラスト） ●ガスや電気等で一定の温度に加熱制御された食用油が入った深い油槽を備えた機器であり、揚げ物に使用される。 ●卓上型または据え置き型がある。 連続フライヤー ●一定の温度に保った油槽の中に食品を移動させるコンベアを備えたフライヤー。 ●入口に食品を投入すれば、自動で出口側に揚げあがってくる。	 フライヤー
蒸し器	スチーマー ●スチーム（蒸気）の凝縮潜熱を利用して食品を加熱する（蒸す）機器。 ●加圧型と無圧型がある。	
炊飯機器	縦型炊飯器（立体炊飯器）（イラスト①） ●縦に二段または三段と積み重ねた炊飯器。 ●炊きあがりを自動で感知する自動炊飯器であり、一釜で最大5升（7.5 kg）炊飯できる。 連続炊飯機（イラスト②） ●炊飯工程の洗米、浸漬、計量、配水、炊飯、むらしを連続で行うもの。 ●反転、ほぐし、盛りつけを自動で行うものもある。	 ①ガス自動炊飯器 ②連続自動炊飯器
その他	真空包装機（イラスト） ●食品を樹脂フィルムに入れ空気を除去した状態で密封シールするもの。 ●真空調理などで使用される。	 真空包装機

洗浄機器			
食器洗浄機	ドア（ボックス）型食器洗浄機 ●洗浄室が箱型で、ドアを開閉して洗浄ラックに入れられた食器を出し入れするバッチ式の食器洗浄機。 ●洗浄機の中では、洗浄とすすぎの工程が決められた時間で進む。		
	連続食器洗浄機（イラスト） ●コンベアで食器を流して、入口から出口まで移動する間にすべての洗浄工程を終了する食器洗浄機。食器は、前洗浄、主洗浄、すすぎ洗浄の各工程を進んだ後、新鮮な高温水による仕上げすすぎ工程を経る。コンベアの形状によって食器の流し方が異なり、適する食器が異なる。	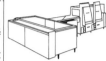 連続食器洗浄機	
	アンダーカウンター型食器洗浄機 ●台下に洗浄室を組み込んだタイプのバッチ式洗浄機。 ●小規模の飲食店や大規模施設の作業区域単位の処理などに使用される。		
その他の洗浄機	食缶（器具）洗浄機 ●食器以外のパン、ポット、鍋類、道具類専用の洗浄機。 ●洗浄室の高さが食器洗浄機より高く、洗浄ポンプの圧力も高い。		

消毒機器			
消毒機器	食器消毒保管庫（イラスト） ●洗浄後の食器を消毒・乾燥させ、そのまま保管しておく機器。 ●熱風による乾熱式が主流であり、温度調節器とタイマーにより設定した温度で一定時間加熱した後、自動的に終了する。	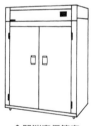 食器消毒保管庫	
	包丁まな板殺菌庫 ●包丁やまな板及びその他の道具類を洗った後の殺菌に使用される機器。 ●殺菌力の強い $260\,\mu m$ 近辺の波長の紫外線ランプの照射によって殺菌する。乾燥機能のついたものもある。		
	煮沸器 ●かごに入れた食器を煮沸消毒するための加熱装置を備えたシンク。		
衛生管理機器	自動手指消毒器（イラスト） ●手指を差し出すだけで自動的に消毒液を噴霧する装置。	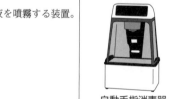 自動手指消毒器	

サービス機器	
ディスペンサー類 **食器ディスペンサー（イラスト①）** ●グラスや食器などが取り出した分だけスプリングなど 　で押し上げられて、常に取り出しやすい位置に保つ装 　置。 ●カフェテリアラインでは、差し替え補充が楽に行える 　ようにカート式になっていることが多い。	 ①ディッシュディス 　ペンサーカート
トレイディスペンサー ●トレイなどが取り出した分だけスプリングなどで押し 　上げられて、常に取り出しやすい位置に保つ装置。 ●カフェテリアラインでは、差し替え補充が楽に行える 　ようにカート式になっていることが多い。	
ジュースディスペンサー（イラスト②） ●ジュース類を飲みごろの温度に保ちながら、1杯ずつ 　提供サービスできる装置。	 ②ジュースディスペ 　ンサー
保温機器 **ウォーマーテーブル** ●温度管理された湯槽（湯煎）にホテルパンやポットを 　落とし込んで、そのホテルパンやポットに調理済み食 　品を入れて盛りつけ直前まで、また盛りつけ作業中、 　保温するテーブル型の機器。	
ディッシュウォーマーテーブル（イラスト①） ●効果的な適温供食のため、温菜料理に用いる食器を保 　温する設備。上部を盛りつけ作業のスペースに活用す 　ることができる。	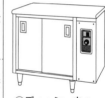 ①ディッシュウォー 　マーテーブル
温蔵庫（イラスト②） ●加熱調理済みの食品を、菌の繁殖しにくい 65℃ 以上の 　温度で盛りつけ、直前まで保温するキャビネット。	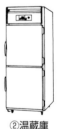 ②温蔵庫

配膳機器	**配膳車** ●配膳作業を合理的に手軽に行える、保温や保冷機能をもたない配膳用カート。 ●適温給食を行う場合は、保温食器や保温トレイを使用する。	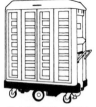
	冷温（蔵）配膳車（イラスト①） ●温かいものは温かいまま、冷たいものは冷たいまま、作りたてのおいしさを維持するために1つの配膳車の中に保温機能と保冷機能を併せもった配膳車。 ●温冷配膳車とも呼ばれる。	①冷温（蔵）配膳車
	適温カート（イラスト②） ●保温機能と保冷機能をもった、配膳車の上が盛りつけ台になったカート。 ●高齢者福祉施設などにおけるユニットケアに対応して、少人数のユニットごとに入居者と介護者が協力して配膳し、家庭的な雰囲気で食事をするためのもの。	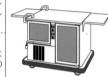
	再加熱カート ●保冷庫の中のトレイの特定の部分をヒーター、IHにより再加熱できる配膳車。温風により庫内を温めるものもある。 ●料理はチルド状態から一気に再加熱されるため「できたて感」を届けることができる。その料理のレシピは、当機での再加熱を前提として計算され、開発された一貫したシステムである。	②適温カート

保管設備

冷蔵庫（冷凍庫）	**カートイン（ロールイン）タイプ（イラスト①）** ●一度に大量の料理を提供する場合、調理済みまたは半調理した食品をカートのまま保冷しておき、次工程に速やかにカートで移動できるようにする冷蔵庫。	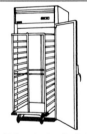
	ウォークインタイプ（イラスト②） ●食品の取り出しのために直接人が出入りするタイプであり、主として中型から大型の貯蔵室として使われる。 ●プレハブ式と築造式がある。	①カートインタイプ
	リーチインタイプ（イラスト③） ●扉を開けて庫外から食品を出し入れするタイプ。 ●貯蔵用から小出し用、一時保管用と幅広い用途に使用される。 ●工場生産規格品として数多くの機種がそろっている。	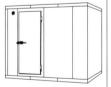
	コールドテーブル ●調理作業台の台下が冷蔵（冷凍）庫になっているタイプ。 ●調理作業に直接必要な食材料の手元の一時保管として使われる。 ●他のタイプが縦型といわれるのに対して、横型ともいわれる。	②プレハブ冷蔵庫

冷蔵庫（冷凍庫）	ショーケースタイプ ●扉がペアガラスで庫内が外から見えるタイプのもの。		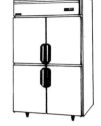
	冷凍冷蔵庫 ●冷蔵庫の中に冷蔵室と冷凍室をもっているもの。		③リーチインタイプ

冷蔵庫（冷凍庫）

ショーケースタイプ
●扉がペアガラスで庫内が外から見えるタイプのもの。

冷凍冷蔵庫
●冷蔵庫の中に冷蔵室と冷凍室をもっているもの。

③リーチインタイプ

その他の冷機器

ブラストチラー（イラスト）
●加熱調理の済んだ食品を安全な冷蔵温度までできるだけ早く冷却するための、冷風吹きつけタイプの急速冷却機。
●クックチルシステムに使用され、90分以内に3℃以下に到達させることによって、最大5日間の保存が可能になる。
●ホテルパンに食品を入れて使用するのが一般的であり、多くは速やかに出し入れができるように、加熱機と共通のカートイン方式である。

タンブルチラー
●氷温の冷却水を循環させたタンク内のドラムに、加熱調理が済んで袋に密封した食品を入れ、ドラムを回転させながら急速冷却を行うもの。
●比熱の大きい水により冷却するので、パッキングできる食材は、効率よく冷却できる。

真空冷却機
●加熱調理後の食品を真空（減圧状態）に置くことにより、食品内部に含まれている水分を蒸発させ、その際の気化熱（蒸発熱）を利用して急速に冷却するもの。
●食品の中心部まで急速冷却できるが、0℃以下に冷却できない。水分蒸発により歩留まりが低下することがある。

ブラストチラー

製氷器
●水を冷却して氷を自動で作り、貯蔵しておく装置。

常温庫

食品庫
●常温で保存が可能な食品（缶詰、粉類、乾物など）を貯蔵する部屋。
●多くは、ラック棚などを設置して使用する。

雑品庫
●食品、食器以外の種々のものを保管する物置。

戸棚
●食器などを収納するステンレス鋼製の戸棚であり、棚板は取り外し及び位置の調節が可能。
●扉は引き違い（スライド）が一般的。

ラック棚
●鍋や釜を置いておくためのラック棚は、パンラックと呼ばれる。その他のラック棚は多目的に使用され、食品庫内の収納棚としても使用される。

⑥
施設・設備管理

133

表 6e　食器の種類と材質

	種　類	内　容	材　質 合成樹脂* (耐熱性強化・強度強化を含む)	材　質 その他
食器類	皿・器	和・洋・華、料理別のほか、仕切り皿、盛りつけ皿等	MF、PP、PBT、ABS、PEN	強化磁器、強化耐熱ガラス、陶器、アルマイト、ステンレス
	椀・丼	飯椀、汁椀、麺用、丼物用		強化磁器、強化耐熱ガラス、漆器
	湯飲み・カップ			強化磁器、陶器
	ボール	サラダ用	PC、PMMA、PES	強化ガラス
	コップ	飲料用（クリアタイプ）		
	弁当箱	配食サービス用のものもある。	ABS、PP	
カトラリー類	箸		PA、PBT、PEN、PPS、SPS、PC	割り箸（竹・間伐材）
	シルバー類	ナイフ、フォーク、スプーン。もち手付きのものもある。	MF、PP	ステンレス
トレイ		1人分配食用。配膳車専用のものもある。	ABS、FRP、PP、PBT、PEN	アルマイト

注）　*合成樹脂の性質（耐熱性、耐薬品性、熱伝導度、比重、耐衝撃性、その他特性）については、「合成樹脂」を参照のこと。略称と合成樹脂名を下記に記した。

略　称	合成樹脂名	略　称	合成樹脂名
ABS	ABS 樹脂	PEN	ポリエチレンナフタレート
FRP	繊維強化プラスチック	PES	ポリエーテルサルフォン
MF	メラミン樹脂	PMMA	メタクリル樹脂（アクリル）
PA	ポリアミド（ナイロン）	PP	ポリプロピレン
PBT	ポリブチレンテレフタレート	PPS	ポリフェニレンサルファイド
PC	ポリカーボネート	SPS	シンジオタクチックポリスチレン樹脂

6

施設・設備管理

いる。日本における給食施設では大量調理施設衛生管理マニュアルやJFEAの指針が基準とされ、病院などでは食器消毒保管庫での殺菌乾燥が義務付けられている。

→DIN、JFEA、NSF、大量調理施設衛生管理マニュアル

涼厨
すずちゅう

Suzuchu

機器からの放熱を抑え、周囲の温度上昇を防ぐように開発されたガス厨房機器。低輻射ガス厨房機器として開発された機器が涼厨として商標登録されており、その認証はJIAが行っている。

赤外線式温度計
せきがいせんしきおんどけい

radiation thermometer

物体からの放射熱（赤外線）を捉えて温度を測定する温度計。食材料の納品時や、食品や機器の表面温度を計測する時に使用される。非接触での測定や、短時間での計測が可能である。

洗浄機
せんじょうき

ware wash

食器や器具を対象として機械的洗浄（化学洗浄）を行う機器及び食材料（主に野菜類）を自動で洗浄する機器。機械的洗浄は、食器を洗浄する食器洗浄機の他、食缶洗浄機、グラス洗浄機、鉄板洗浄機、スプーン洗浄機、弁当箱洗浄機、カート洗浄機等の各種専用機がある。一方で、清掃機器の分類に入る、厨房の床や機器を洗浄・清掃するための床洗浄機や高圧洗浄機がある。表6d参照。

ゾーニング

zoning

厨房や食品工場において、食材料の受け入れから保管、下処理、調理、盛りつけ、配膳・配食、下膳、洗浄までの流れに従って、衛生面及び運用面を考慮して各作業区画を決めていくこと。

耐用年数
たいようねんすう

the life of a product

設備・機器などの使用に耐えられる年数。設備、機器は税法で定められた耐用年数に基づいて、毎年減価償却することになっている。一方、実際に修理不能となるまでの耐用年数は、使用頻度、使い方と日々の手入れ、設備・機器それぞれの耐久性が影響する。

→減価償却

中心温度計
ちゅうしんおんどけい

food thermometer,
core temperature sensor

食品に測定部（センサー）を直接刺し込み温度が測定できる温度計。測定部は、K熱電対が使用されていること

が多い。温度計によって、測定可能な温度範囲や測定速度が異なるため、使用用途に応じた機種を選定することが必要である。
＝芯温計

厨房
ちゅうぼう

kitchen

各種調理機器や設備を用いて、食品の貯蔵、調理、盛りつけ、配膳、食器洗浄・保管、残菜の処理等を行う作業空間。調理室ともいう。

厨房設計
ちゅうぼうせっけい

design of food service facilities

給食システム及びオペレーション全体との関連の中で厨房施設及び設備の設計、ゾーニング、機器の選定とそのレイアウトなどを行うこと。

調理機器
ちょうりきき

cooking equipment

調理に用いられる機械・器具の総称。調理機器は、それが使用される調理工程及び作業区分または機能によって分類され、下調理機器、加熱調理機器、低温機器、洗浄消毒機器、板金機器、サービス機器、給湯関連機器、搬送機器、その他の機器として目的や役割が定められている。表 6d 参照。
＝厨房機器

貯水槽
ちょすいそう

water tank

大きな建造物で、水道水をいったん貯めてポンプを使用して給水するための施設。受水槽、高置水槽などがある。水道事業者は、供給する水道水の質についての責任を有しているが、貯水槽以降、給水栓までの施設の管理及び水質の管理は設置者が行うことになっている。貯水槽の管理の不備は、使用水の衛生状態の問題につながる。

水道法により、貯水槽の有効容量が 10 立方メートルを超える貯水槽水道設置者は、管理基準にしたがって、管理が義務づけられている。

電化厨房
でんかちゅうぼう

electric kitchen

電気以外の熱源（ガス等）を利用している機器を電気仕様の機器に置き換えた厨房。以前はガスの使用が困難な超高層ビルや船舶内等の特殊な条件に限定されていたが、燃焼排ガスを厨房室内に放出することがなく、機器からの輻射熱が少ないため、涼しく清潔で生産性の高い快適厨房が実現可能なため、今は一般施設に拡大している。

電気設備
でんきせつび

electric installation

広くは建物の受電設備から厨房機器

に接続されるコンセントまでの設備。厨房内の電気設備の工事は分電盤内の電流遮断器を境に上流側（供給側）の一次側と下流側（機器側）の二次側に分かれる。

電源の種類は接続される機器により、単相100V、単相200V、三相200Vの3種類からなり、それぞれ電灯盤、動力盤から供給される。機器への接続方法は、単相電源ではコンセント接続、三相電源ではコンセント接続のほか、定格電気容量の大きいものは手元開閉器の接続になる。

伝熱
でんねつ

heat transfer

温度差のある物体間・領域間などで、温度が一様になろうとして、温度の高いほうから低いほうに熱エネルギーが移動する現象。大きく分けて熱伝導、対流、放射の3つの機構に分類される。

①熱伝導とは、物体内で熱が伝導することであり、その熱量は、物体固有の熱伝導率によって温度差及び面積に比例し、距離に反比例する。

②対流とは、流体（気体や液体）が重力の場あるいは機械的な強制力によって移動する時熱量を運び、伝熱現象を引き起こす。その伝熱量は、流体の性質及び状態によって決まる熱伝達率によって温度差及び面積に比例する。

③放射とは、物体が物体表面から物質の性質と温度によって定まる放射線（電磁波であり、光と同じ直進、反射、屈折する性質がある）を放散していることをいう。他の物体がその放射線を受けた時、一部を吸収し、一部を反射し、一部を透過して再び熱エネルギーになることを放射伝熱という。伝熱量は、熱源の絶対温度に比例し、熱源からの距離の2乗に反比例する。

ドライシステム

kitchen which has mainly a floor structure to keep dry

厨房の床の構造、厨房機器の構造、清掃方法と清掃機器類、作業者の教育・指導等を工夫して、水等が床にこぼれ落ちないように、かつ清掃しやすくすることにより、調理作業中の床を常に乾燥した状態に維持できるようにするシステム。衛生的であるだけでなく、作業者のストレス軽減につながる。これに対して常に床に水でぬれているような状態をウェットフロアーという。「大量調理施設衛生管理マニュアル」ではドライシステムが望ましいとしている。

なお、本用語は欧米の英語圏にはなく、国内の給食分野及び食品工場で使われる和製英語である。

設備としては、結露の発生を抑えるための空調設備、水が床に落ちにくいシンクや調理台、ハネ水の少ない床構造が必要である。床に落ちた水はすぐ拭き取ることが、調理従業者の運用ルールとなる。更に、床は移動台などが使用しやすいフラットな仕上げにし、グレーチング（鋼材を格子状に組んだ溝蓋）を必要箇所に施す。床の開放型

排水溝は回転釜の前や水を多量に使用する機器周りだけにとどめ、その他の側溝は必要最低限とし、清掃時以外はふたをして開放しないことが要求される。

生ゴミ処理機

なまごみしょりき

garbage disposal machine

調理加工、食事の提供において発生する生ゴミの処理を行うための装置。食品リサイクル法では、食品の売れ残りや食べ残し、食品の製造過程において大量に発生している食品廃棄物について、発生抑制と減量化により最終的に処分される量を減少させるとともに、飼料や肥料等の原材料として再生利用等を促進することとしている。

生ゴミ処理機の種類としては、発酵させ肥料（コンポスト）として再生させるもの、発酵分解により減量化するもの、乾燥して減量化するものなどがある。

熱量

ねつりょう

quantity of heat

物体間を熱として移動するエネルギー量のこと。国際単位（SI）系ではジュール（J）であり、1 J は、物体を1 N（ニュートン）の力で1 m 動させるに必要なエネルギーである。かっては、1 気圧のもとで水1 g を1℃上昇させるに必要な熱量を1 cal（カロリー）としてカロリー（cal）が広く使われてきたため、現在の日本の計量法ではジュール（J）との併用を認めており、1 cal は、4.184 J に相当する。

→比熱

#ジュール、カロリー

廃棄物処理

はいきぶつしょり

disposal of waste/treatment of waste

ごみ等の廃棄物を処理すること。廃棄物の排出を抑制し、廃棄物の適正な分別、保管、収集、運搬、再生、処分等の処理、並びに生活環境を清潔にすることにより、生活環境の保全及び公衆衛生の向上を図ることを目的とした、「廃棄物の処理及び清掃に関する法律」（最終改正平成29年6月16日法律第61号）が制定されている。その中で、適正な廃棄物処理のため、廃棄物の定義、廃棄物処理に関する国民の責務、事業者の責務、国及び地方自治体の責務等が示されている。

排水設備

はいすいせつび

drainage system

排水を敷地外に速やかにかつ衛生的に排出するための設備。排水は、汚水・厨房排水・雑排水・特殊排水・雨水などに分類される。

厨房からの排水は厨房排水、雑排水に分類される。一般的に排水溝に接続され、厨房内への臭気・防虫対策や逆流防止装置など排水トラップ等が備えつけられている。また、トイレから流

される汚水・特殊排水とは排水区分が分かれている。大規模な厨房設備の場合、多くの有機物質を含むため、下水道への排出基準を満たすための前処理が必要となる。

→グリストラップ

パススルー

pass through

食材料などを手前から収容して奥側から取り出す「通り抜け」できる構造のこと。例えば、食材料受け入れ域と下処理域の境にパススルー式冷蔵庫を設置すれば、作業区分及び衛生区分を明確にできる。

スチームコンベクションオーブン及びブラストチラーにもパススルー式が導入されている。

PSE マーク

ぴーえすいーまーく

product safty of electrical mark

電気用品安全法に基づき、電気用品として定められた電気機器において、定められた安全性に係る技術基準に適合することの証として、製造・輸入業者が、製品に表示することが義務づけられているマーク。なお、電気用品には、「特定電気用品」と「特定電気用品以外の電気用品」の 2 種類がある。ただし、消費電力が 10 kW を超える業務用厨房機器等は、この法律から除外されている。

比熱

ひねつ

specific heat

物質 1 g の温度を 1℃（K）上昇させるのに必要な熱量。国際単位（SI）系では J/(g·℃) または J/(g·K)、熱量にカロリー（cal）を使用する場合は cal/(g·℃) を用いる。比熱は値が大きい程、温まりにくく冷めにくいことをあらわす。水の比熱は、1 cal/(g·℃) であり 4.184 J/(g·℃) である。各々の個体食品の比熱（c）は、含水率によって大きく変わり、0～100℃ の平均比熱には、c (cal/(g·℃)) = $0.37 + 0.63x$ w（x w：個体食品の含水率（水分比率））の関係がある。熱容量（heat capacity）は、任意の量の物質の温度を 1℃ 上昇させるに必要な熱量のことであり、その物質の重量と比熱との積である。単位は J/℃ または J/K、及び cal/℃ を用いる。

#食品の比熱、熱容量

→熱量

保温機器

ほおんきき

warmer

食品や料理を温かい温度で保持するために使用する機器。温蔵庫、ウォーマーテーブル、スープウォーマー、冷温蔵配膳車、保温保冷適温ワゴンなどがある。機器によって保温方法が異なる。

保温食器
ほおんしょっき

heat-retaining dishes/
insulated dishes

温菜の温度を維持する機能を備えた食器。合成樹脂の二重構造であるものが多く、二重構造の中には、断熱材や蓄熱材を封入しているものや、真空にし保温力を確保しているものがある。
→温菜

保管設備
ほかんせつび

storage facilities

常温の食品庫、雑品庫及び食材料を冷却保管する冷蔵庫・冷凍庫等及び食器を収納する食器棚も含めて物を貯蔵または保管するための設備の総称。表6d 参照。

保守管理
ほしゅかんり

maintenance

施設・設備を常に安全に使用することができるように、定期的にその能力を調べ（定期点検）、維持管理していくこと。

予防保全
よぼうほぜん

preventive maintenance

保全は安全を保つことであり、予防保全は機器・部品が故障する前に、性能劣化・損傷等を計画的にチェックし、修繕、購入計画に反映して、予算化や労働安全、衛生に努めることができるようにすること。
＝施設・設備の保全

レイアウト

layout

配置、割りつけのこと。なお、厨房レイアウトとは、建築平面図に作業区域ごとに必要な厨房機器を、作業動線や作業・移動スペースを考慮して配列し、配置すること。
#ゾーニング

冷機器
れいきき

refrigeration equipment

冷却機能を有する機器の総称。冷蔵庫、冷凍庫などのような冷蔵（または冷凍）保管をするものから食品を急速冷却（または冷凍）する機器、更に冷水器や製氷器などが含まれる。

JIS 規格において、冷蔵庫の冷蔵室には平均温度が 0~8℃ の冷却性能が求められている。

7 特定給食施設

病院給食、社会福祉施設・介護保険施設給食、学校給食、事業所給食及びその他の給食に関する用語をまとめた。各種法令や制度に関する用語を取り上げているが、改正されることに留意して活用しなければならないものも含んでいる。

NST

えぬえすてぃー

Nutrition Support Team

栄養サポートチームの略。患者に対して最適な栄養管理サービスを医師、看護師、薬剤師、管理栄養士、臨床検査技師などの多職種で構成するチームで行うこと。共同作業が必須である。

一般食（一般治療食）

いっぱんしょく（いっぱんちりょうしょく）

full diet (therapeutic diet)

病院等の療養施設において、特定の栄養素の制限を必要としない患者に対して提供する食事。

一般治療食は、①主食や副食の形態により、特別の制限がなく、口腔内の摂食機能や消化・吸収機能が正常な患者に用いる。常食ともいう。②口腔・咽頭疾患、咀嚼機能障害、消化器疾患、手術後など、段階的な食事摂取を行う軟食（軟飯食）、③粥食（主食の形態により一分粥、三分粥、五分粥、七分粥、全粥）、④食物残渣の少ない流動食に分けられている。

なお、栄養素の制限を必要とする患者に対する食事を特別食という。

医療法

いりょうほう

Medical Care Act

医療を提供する体制の確保と、国民の健康の保持を目的として、1948（昭和23）年に制定された法律。病院・診療所・助産所の開設・管理・整備の方法などを定めている。

院外調理

いんがいちょうり

catering from outside of hospitals

病院外の調理加工施設を使用して調理を行うこと。調理加工方式の原則として、クックチル、クックフリーズ及び真空調理（真空パック）の3方式がある。なお、病院と調理加工施設が隣接する場合は、クックサーブの併用が認められる。院外調理の課題は衛生管理であり、HACCPに従った基準の導入と実践が不可欠である。運用に関しては、「病院、診療所等の業務委託について」に示されている。

栄養管理実施加算

えいようかんりじっしかさん

additional medical fee for hospitals operating nutrition-management

入院患者の治療としての栄養管理に対する診療報酬。有床診療所では入院基本料に加算。病院では2012（平成

24) 年から入院基本料に包括。

患者の入院時の栄養状態を評価し、栄養状態、摂食機能及び食形態を考慮した栄養管理計画を立案、実施する。常勤の管理栄養士、医師、薬剤師、看護師などの関係職種が共同して、患者の病態や病状などを定期的に評価、あるいは必要に応じて当該計画を見直している場合に算定する。

栄養サポートチーム加算
えいようさぽーとちーむかさん

additional medical fee for
nutrition support team

急性期病棟に入院する栄養障害、もしくはそのリスクのある患者に対して、カンファレンスと回診を週1回程度実施することによって算定できるもの。栄養管理に関する所定の研修を受けた常勤の医師、看護師、薬剤師、管理栄養士によるチームが設置されており、かついずれか1名が専従であることが必要である（対象患者数が1日15人以内の場合は専任可）。

栄養食事指導
えいようしょくじしどう

dietary counseling/nutrition and
meal counseling

医療機関において疾病の予防や治療、増悪・再発防止を目的として、健康や栄養状態に問題がある個人や集団に対して、対象者の状態を多方面から把握し、問題点を分析し、教育的な技法を用いて行動変容を起こさせるよう

に支援すること。表 7a のようなものがある。

栄養成分別食事基準
えいようせいぶんべつしょくじきじゅん

meal standards by nutrients

医療機関において提供されている治療食を、栄養成分の特徴によって分類し、それぞれの病態や病状など病期に合わせて基準の栄養素量を設定した栄養成分管理方式による食事規約。表 7b に示したようなものがある。

オーダリングシステム

ordering system

医療機関において、医師が医療行為にかかわる様々な指示をコンピュータの端末機から入力して情報を体系的に保存し、入力された情報をそれぞれの部署で活用する電算機処理システム。栄養部門にこれらの情報が伝達され、給食業務の効率化や患者の症状、摂食能力や嗜好などに対応した栄養管理や栄養教育を行うことができる。

経管栄養法
けいかんえいようほう

tube feeding

小腸の吸収能力は保たれているが、食物の経口摂取が困難な時に、消化があまり必要のない栄養剤を栄養チューブを用いて、胃または小腸に直接注入する栄養補給法。

経鼻経管栄養法は、鼻からチューブ

表 7a 医療機関における栄養食事指導

外来栄養食事指導	●外来へ通院する患者に対して行う栄養食事指導。 ●厚生労働大臣が定める特別食において医師の指導に基づき、当該保険医療機関の管理栄養士（常勤である必要はない）が次の内容で指導した場合に外来栄養食事指導料を算定できる。 …初回月2回、翌月から月1回を限度として、患者ごとに生活条件や嗜好を勘案した食事計画案等を必要に応じて交付し、初回30分以上、2回目20分以上指導を行った場合。2回目以降は情報通信機器を用いた指導も評価される。
集団栄養食事指導	●栄養や食生活について共通した問題点をもった多数の人たちに対して行う栄養食事指導。 ●1996（平成8）年に診療報酬の改定に伴い医療機関において、集団栄養食事指導料が認められた。厚生労働大臣が定めた特別食において、医師の指示に基づいて当該保険医療機関の管理栄養士（常勤である必要はない）が次の内容で指導した場合に集団栄養食事指導料を算定できる。 …患者1人につき月1回（入院中の患者は、入院期間中に2回）を限度として、複数の患者（15人以内）を対象に40分を超える指導を行った場合。
入院栄養食事指導	●入院中の患者に対して行う栄養食事指導。1. は当該保険医療機関の医師の指示に従い、その施設の管理栄養士が指導を行った場合、2. は施設外の管理栄養士が指導を行った場合に算定する。歯科の入院においても行われる。 ●厚生労働大臣が定める特別食を必要と認めた患者に対して、医師の指示に基づき（歯科では、歯科医師と医師の連携のもとに）管理栄養士（常勤である必要はない）が次の内容で指導した場合に入院栄養食事指導料を算定できる。 …入院中に2回、1週間に1回を限度として、患者ごとにその生活条件、嗜好を勘案した食事計画案等を必要に応じて交付し、初回30分以上、2回目20分以上指導を行った場合。
在宅患者訪問栄養食事指導	●居宅で療養を行っており、疾病、負傷のために通院による療養が困難である患者に対して、管理栄養士が患家を訪問し、患者の生活条件、嗜好などを勘案し、食品構成や献立に基づいて具体的な食事計画を行うこと。1. は在宅での療養を行っている患者（同一建物居住者であるものを除く）に対して、2. は同一建物居住者に対して必要な訪問栄養食事指導を行った場合に算定する。 ●厚生労働大臣が定める特別食を医師が必要と認めた患者またはその家族等に対して、管理栄養士（常勤である必要はない）が医師の指示箋に基づき、次の内容で指導した場合に在宅患者訪問栄養食事指導料を算定できる。 …1回の指導に要する時間を30分以上として、1か月に2回を限度として、患家を訪問し、患者の生活条件、嗜好などを勘案し、食品構成に基づく食事計画案、または具体的な献立等を示した栄養食事指導箋を患者または家族等に交付するとともに、指導箋に従って食事の用意や摂取等に関する具体的な指導を行った場合。なお、交通費は実費（患者の負担）である。

表 7b　栄養成分別食事基準

治療食	内　容
エネルギーコントロール食（エネルギー調整食）	●1日に摂取する食事のエネルギー量を必要に応じて調節したもの。 ●主に肥満、糖尿病、脂質異常症などエネルギー制限が必要な場合に用いられる。
たんぱく質コントロール食（たんぱく質調整食）	●1日に摂取する食事のたんぱく質を病態に応じて調節したもの。 ●高たんぱく質食と低たんぱく質食とに分けられる。
脂質コントロール食（脂質調整食）	●1日に摂取する食事の脂質量を病態に応じて調節したもの。 ●単に脂質量を抑える場合と脂肪酸の質までを調節する場合がある。
ナトリウムコントロール食（食塩調整食）	●1日に摂取する食事のナトリウム量を制限したもの。 ●ナトリウム（mg）を食塩相当量（g）に換算（×2.54÷1,000）して用いられる。

を挿入し、胃または空腸に先端を留置し栄養剤を投与する。

　胃瘻造設術や空腸瘻造設術は、外科的または内視鏡を用いて腹壁に瘻孔を造設し、栄養剤を投与する。

　特徴としては経静脈栄養法より生理的であり、管理が容易で、安全性が高く、コストが安い。

＝経腸管栄養法

経口栄養法

けいこうえいようほう

oral nutrition

　口から食物を摂取する栄養補給法。咀嚼、嚥下、消化を経て腸管より栄養素を吸収し、体内に取り入れる。最も生理的な栄養補給法で、自己免疫力の向上を目的とした、消化管を使用した栄養補給法である。

経静脈栄養法

けいじょうみゃくえいようほう

parenteral nutrition

　腸を使わず静脈から栄養剤を注入する栄養補給法。輸液の投与ルートにより中心静脈栄養法（TPN：central parenteral nutrition）と末梢静脈栄養法（PPN：peripheral parenteral nutrition）に分けられる。

　中心静脈栄養法は、カテーテルを内頸静脈または鎖骨下静脈から投入し、心臓に近い中心静脈に留置して、輸液を投与する方法である。末梢静脈栄養法とは異なり太く血流量の多い静脈を使用することから、高カロリー、高濃度、高浸透圧の輸液に対して血栓静脈炎を起こすことなく持続投与できる利点がある。高張液であるため24時間かけてゆっくり投与することによって高血糖を回避するが、無菌的な管理が

必要となる。

末梢静脈栄養法は、末梢静脈にカテーテルを留置し、輸液を投与する方法である。中心静脈栄養と比較して簡単で合併症も少ない。

検査食
けんさしょく

test diet

食品や栄養素が検査結果に影響を及ぼさないように調整された食事。特別食加算の対象となる検査食と非対象とがある。加算としては、低残渣食、潜血食がある。非加算としては、ヨード制限食、乾燥食などがある。

個別対応食
こべつたいおうしょく

individualized meals for patients

病院や介護保険施設などの給食施設において、利用者の病状、摂食能力や嗜好に合わせて個別に対応する食事。

食堂加算
しょくどうかさん

additional medical fee for hospitals
with dining room

入院時食事療養（Ⅰ）または入院時生活療養（Ⅰ）の届出を行っている保険医療機関において、入院患者が食堂で食事提供を受けられるようにしている場合に1日単位で加算できる食事療養費。病棟または診療所単位で算定できる。食堂は専用である必要はなく、

複数病棟での共用談話室などの兼用でも差し支えない。ただし、食堂の面積は病床1床当たり0.5平方メートル以上とすることが求められている。

→入院時食事療養、入院時生活療養

診療報酬
しんりょうほうしゅう

medical treatment fee

医療機関が診療を行った場合に受け取る報酬で、患者が直接支払う自己負担と、医療保険による保険給付の合計。医療保険には、健康保険組合や共済組合によって運営される健康保険、中小企業の会社員が加入する協会健康保険、政府が管理する国民健康保険がある。

中央配膳方式
ちゅうおうはいぜんほうしき

centralized tray-setting system

厨房で、調理と患者ごとの盛りつけを行い、配膳車等で各病棟に搬送し、食事を提供する方式。

治療食（特別治療食）
ちりょうしょく（とくべつちりょうしょく）

therapeutic diet

病院などの医療機関において、医師の発行する食事箋に基づいて提供される食事。疾病の治療や病状、病態の改善を図ることを目的にしている。介護保険施設では療養食という。治療食の分類は表7cを参照。

→療養食

電子カルテ

でんしかるて

electronic medical record（EMR）

　診療情報（診療の過程で得られた患者の病状や治療経過等の情報）を電子化した診療録。

糖尿病透析予防指導管理料

とうにょうびょうとうせきよぼうしどうかんりりょう

diabetes dialysis prevention guidance management fee

　外来糖尿病患者で、糖尿病性腎症第2期以上の患者に対して行う、透析予防診療チームによる透析予防指導管理に対する報酬。糖尿病指導の経験を有する専任の管理栄養士が参加しなければ算定できない。

特別食加算

とくべつしょくかさん

additional medical fee for providing therapeutic diet

　入院時食事療養（I）または入院時生活療養（I）の届出を行っている保険医療機関において、患者の病状等に対応して医師の発行する食事箋に基づき厚生労働大臣が定めた特別食が提供された場合に、1食単位で1日3食を限度として加算できる食事療養費。なお、当該加算を行う場合は、特別食の献立表を作成されている必要がある（表7c）。

→入院時食事療養、入院時生活療養

特別メニュー

とくべつめにゅー

special menu

　病院給食において当該患者の療養に支障がない場合に、医師の確認の下に妥当な範囲内で、患者から特別料金の支払いを受けて、提供することができる食事。留意点として、患者への十分な情報提供を行い、患者の自由な選択と同意に基づいて行われる必要がある。

入院時食事療養

にゅういんじしょくじりょうよう

inpatient diet therapy

　保険医療機関において、医療の一環として患者の病状に応じた食事及びサービスを提供した時に算定できる療養費制度。一定の基準を満たす入院時食事療養（I）と、それ以外の入院時食事療養（II）に分けられる。

→食堂加算

入院時生活療養

にゅういんじせいかつりょうよう

residency expenses during hospital stay

　高齢者を対象とする療養病床を有する保険医療機関において、医療の一環として患者の病状に応じた食事及びサービスを提供した時に算定できる療養費の制度。一定の基準を満たす入院時生活療養（I）と、それ以外の入院時生活療養（II）とがある。

→食堂加算

区分	食種名	適応症、食種など	
		特別食加算	非加算
一般食	常食	—	特殊な食事療法を必要としない常食
	軟食	—	特殊な食事療法を必要としない分粥・全粥など軟食
	流動食	—	特殊な食事療法を必要としない流動食
特別食（治療食・そのほか）	腎臓食	●腎臓疾患の食事療法に対する食事	
	肝臓食	●肝庇護食、肝炎食、肝硬変食、閉鎖性黄疸食（胆石症と胆嚢炎による閉鎖性黄疸を含む）	●肝がん、胆石症など
	糖尿食	●糖尿病	
	胃潰瘍食	●十二指腸潰瘍も含む ●侵襲の大きな消化管手術の術後食 ●クローン病、潰瘍性大腸炎等により腸管の機能が低下している患者に対する低残渣食	●流動食 ●そのほか、がんや各種疾病の手術前後に提供する高カロリー食
	貧血食	●血中ヘモグロビン濃度 10g/dL 以下（鉄欠乏に由来）の者を対象	●白血病、血友病、紫斑病、悪性腫瘍など
	膵臓食	●急性・慢性膵炎	●膵がんなど
	脂質異常症食	●空腹時定常状態における血清 LDL コレステロール値が 140mg/dL 以上、または HDL コレステロール値が 40mg/dL 未満、もしくは中性脂肪値が 150mg/dL 以上の患者に対する脂質異常症食 ●高度肥満症（肥満度が +70% 以上または BMI が 35 以上）に対する高度肥満食。脂質異常症食に準ずる	●そのほかの脂質異常症 ●そのほかの肥満症
	痛風食	●先天性代謝異常	●そのほかの代謝異常疾患
	フェニールケトン尿症食		
	楓糖尿症食		
	ホモシスチン尿症食		
	ガラクトース血症食		
	治療乳	●乳児栄養障害に対する直接調製する治療乳	●治療乳既製品（プレミルク等）や添加含水炭素の選定使用等
	無菌食	●無菌治療室管理加算の算定患者を対象	

区分	食種名	適応症、食種など	
		特別食加算	非加算
特別食（治療食・そのほか）	検査食	●潜血食、大腸 X 線検査、大腸内視鏡検査のための低残渣食	●各種検査食（ヨード制限、ミネラル定量テスト、レニンテスト、乾燥食、そのほか）
	減塩食	●心臓疾患、妊娠高血圧症候群等に対して減塩食療法（食塩相当量6g/ 日未満）を行う場合は、腎臓食に準ずる。ただし、妊娠高血圧症候群の場合は、日本高血圧学会、日本妊娠高血圧学会等の基準に準じる。	●高血圧症に対する減塩食 ●左記以外の疾患患者に対する減塩食
	鼻腔栄養	●特別食加算の算定と同じ（薬価基準に収載されていない濃厚流動食など） ●胃瘻より流動食を点滴注入した場合は、鼻腔栄養に準ずる。	●特別食加算の対象となる食事以外の鼻腔栄養（1kcal/mL 以上の熱量を有する濃厚流動食など）
	口腔・咽頭・食道疾患食	—	●口内炎、舌炎、舌がん、上下顎がん、上下顎骨折、食道炎、食道潰瘍、食道がんなど
	アレルギー食	—	●食事性アレルギー
	調乳	—	●乳児期の人工栄養
	離乳食	—	●離乳期の離乳食
	幼児食	—	●就学前の幼児期の食事
	嚥下調整食	—	●嚥下困難な患者に対する食事（軟食、とろみ剤を使用する食事など）

資料）　厚生労働省保険局医療課：入院時食事療養費に係る食事療養及び入院時生活療養費に係る生活療養の実施上の留意事項について、保医発第 0306009 号（平成 18 年 3 月 6 日、平成 24 年 3 月 26 日保医発 0326 第 6 号・一部改正）

病院機能評価認定制度

びょういんきのうひょうかにんていせいど

hospital function evaluation certification system

病院組織全体の運営管理及び提供される医療について、第三者機関が審査し一定の水準を満たした病院を認定する制度。審査は、専門領域（診療管理、看護管理、事務管理）の知識と経験を有する評価調査者（サーベイヤー）が、チームとなって行う。評価は、患者中心の医療の推進、良質な医療の実践、理念達成に向けた組織運営等について行う。栄養管理については良質な医療の実践の中で評価される。審査により明らかになった問題点の改善に努め、成果を上げている病院には、認定証が発行される。

病院給食

びょういんきゅうしょく

hospital food service

医療機関において、入院患者を対象に医療の一環として栄養管理を実施するプロセスにおいて食事を提供すること及び提供する食事を指す。

病棟配膳方式

びょうとうはいぜんほうしき

tray-setting in the service room

厨房で調理を行い、病棟フロアごとに料理をまとめて搬送し、各病棟の配膳室（パントリー）で個人別に盛りつけ提供する方式。

無菌食

むきんしょく

sterile diet

入院時食事療養において、無菌治療室管理加算を算定している患者を対象として提供した時に加算が認められている特別食。無菌食の明確な基準は示されていない。「造血細胞移植ガイドライン－移植後早期の感染管理　第2版－」（2012年4月）では、移植直後の感染管理において、「大量調理施設衛生管理マニュアル」の内容を厳守した食事は、幹細胞移植患者にも安全であるとしている。

無菌治療室

むきんちりょうしつ

sterile therapy room

急性白血病、再生不良性貧血、免疫不全症候群など、感染に対する抵抗力が著しく低下した患者の収容に用いられる。超高性能フィルターによって塵埃と微生物を完全に除いた清浄な空間を確保している部屋。

約束食事箋

やくそくしょくじせん

dietary prescription

医療機関において入院患者に対し、医師が食事内容を指示するためにあらかじめ疾病に対応した給与栄養量、食品構成などの基準を定めたもの。医師が発行する食事内容の指示書を食事箋という。

栄養マネジメント加算

えいようまねじめんとかさん

additional fee for nutrition care management

　介護保険施設入所者及び老人・社会福祉施設の栄養管理に対する介護報酬のこと。消化・吸収機能の低下、食事摂取量の低下等による低栄養状態の予防・改善のために、個人差の大きい入所者に着目した個別の栄養管理を行うもので、管理栄養士、医師、歯科医師、介護支援専門員、看護師等が共働して実施する環境が整備されていることが必要である（**表7d**）。

嚥下調整食

えんげちょうせいしょく

dysphagia diet

　嚥下機能が低下した方に配慮して調整した食事の総称。「日本摂食・嚥下リハビリテーション学会嚥下調整食分類2013」において、病院・施設・在宅医療および福祉関係者が共通して使用できることを目的に、嚥下調整食の段階分類が示されている。

介護支援専門員

かいごしえんせんもんいん

care manager

　介護保険制度にかかわる専門職。介護保険施設もしくは指定居宅療養管理指導事業所等に所属し、介護保険で要支援・要介護と認定された対象者のケアプランを作成し、実施するとともに、関係機関との調整を行う専門職。介護全般に関する相談や支援を行う。＝ケアマネジャー

介護報酬

かいごほうしゅう

long-term care fee

　介護事業者が利用者（要介護者、要支援者）に介護サービスを提供した際に受け取る報酬。利用者は、サービス料金の1～3割を自己負担として支払う。介護報酬は、サービス毎に設定されている。

介護保険施設

かいごほけんしせつ

long-term care insurance facility

　介護保険サービスを利用できる施設。介護老人福祉施設、介護老人保健施設と介護療養型医療施設の3種類がある。設立の法的根拠は介護保険法であり、施設と利用者の契約のもと、一部自己負担でサービスを利用する。類似のサービスを提供する特別養護老人福祉施設と老人保健施設の法的根拠はそれぞれ、老人福祉法、老人保健法である。

表 7d　介護保険制度における栄養管理に関する介護報酬の種類

介護報酬	条　件
栄養改善加算	●指定通所介護事業所において、低栄養状態にある利用者やそのリスクのある利用者に、栄養状態の改善などを目的に提供されるサービス。当該事業所の従業者としてまたは外部との連携により、管理栄養士を1名以上配置のこと。
栄養スクリーニング加算	●指定通所介護事業所の利用者に対して、従業者が（管理栄養士以外の介護職員等でも可）、栄養スクリーニングを行い、その情報を各利用者の担当介護支援専門員（ケアマネージャー）に提供した場合に算定できる。
栄養マネジメント加算	●栄養ケア・マネジメントは、入所者全員に対して実施する。 ●常勤の管理栄養士を1人以上配置する（同一敷地内の他の介護保険施設（1施設に限る）との兼務の場合も算定）。 ●入所者ごとの低栄養状態のリスクを、施設入所時に把握する（栄養スクリーニング）。 ●栄養スクリーニングを踏まえ、入所者ごとの解決すべき課題を把握する（栄養アセスメント）。 ●栄養アセスメントを踏まえ、施設長の管理の下、医師、管理栄養士、歯科医師、看護師、介護支援専門員等、多職種と共同して取り組み栄養ケア計画を作成する。栄養ケア計画については、対象者またはその家族に同意を得る。入所者ごとに栄養ケア・マネジメントを実施するとともに、栄養ケア計画に実施上の問題があれば直ちに計画を修正する。 ●入所者ごとの栄養状態に応じて、定期的にモニタリングを行う。栄養状態のリスクが高リスクの者はおおむね2週間ごと、低リスクの者はおおむね3か月ごとに行う。 ●入所者ごとに、おおむね3か月をめどとして栄養スクリーニングを実施し、栄養ケア計画の見直しを行う。
経口移行加算	●現在、経管により食事を摂取している者で、経口による食事の摂取を進めるため栄養管理及び支援が必要であると、医師の指示を受けた者を対象とする。 ●医師、歯科医師、管理栄養士、看護師、介護支援専門員等、多職種と共同して、経口移行計画を作成する。経口移行計画は、対象者または家族に同意を得る。 ●計画に基づき栄養管理を実施する。算定期間は対象者または家族が同意した日より180日以内とする。 ●医師の指示に基づき、継続して経口による食事の摂取を進めるため栄養管理及び支援が必要とされる場合は、引き続き加算を算定できる。この場合は、医師の指示をおおむね2週間ごとに受ける。 ●誤嚥性肺炎の危険も生じるので、全身状態が安定していること、覚醒が保てること、嚥下反射がみられること、咽頭内容物を吸引した後は唾液を嚥下してもむせないことを確認した上で実施する。
経口維持加算（I）	●現在、経口により食事を摂取している者で、著しい摂食機能障害を有し、誤嚥が認められる者を対象とする。 ●月1回以上、医師、歯科医師、管理栄養士、看護師、介護支援専門員等、多職種が共同して、栄養管理のための食事の観察及び会議等を行い、経口による継続的な食事の摂取を進めるための経口維持計画を作成する。計画は、対象者または家族に同意を得る。算定は同意を得た日より180日以内とする。

特定給食施設　社会福祉施設・介護保険施設給食

介護報酬	条件
経口維持加算（Ⅱ）	●経口維持加算（Ⅰ）を算定しており、入所者の経口による継続的な食事の摂取を支援するための食事の観察及び会議等に、医師、歯科医師、歯科衛生士または言語聴覚士のうちから1名以上が加わった場合に算定する。
低栄養リスク改善加算	●栄養マネジメント加算を算定している指定介護老人保険施設において、入所時の栄養スクリーニングで低栄養状態の高リスク者に対し、管理栄養士が週に5回以上介入して記録を残すことで算定できる。ただし、経口移行加算もしくは経口維持加算を算定している場合は、算定できない。
再入所時栄養連携加算	●栄養マネジメント加算を算定している指定介護老人保険施設の入所者（一次入所）が退所後、医療機関に入院し、退院後に再度、当該介護老人保険施設に入所（二次入所）する際に、一次入所時とは大きく異なる栄養管理が必要となった場合において、介護老人保険施設の管理栄養士が、入院先の医療機関の管理栄養士と連携して、再入所後の栄養ケア計画を策定した場合に、入所者1名につき1回が限度として算定できる。
療養食加算	●利用者の病状等に応じて、医師により発行された食事箋に基づき、療養食が提供された場合に算定する。 ●加算を行う場合は療養食の献立表が作成される必要がある。治療食は糖尿病食、腎臓病食、肝臓病食、胃潰瘍食（流動食は除く）、貧血食、膵臓病食、脂質異常症食、痛風食及び特別な場合の検査食をいう。

介護保険法

かいごほけんほう

Long-term Care Insurance Act

　介護を必要とする状態となっても自立した生活ができるよう、高齢者の介護を国民全体で支える仕組み。1997（平成9）年に制定され、保険給付等に関して必要な事項を定めている。要介護認定で「要介護」と判定されると介護給付、「要支援」と判定された場合には予防給付の対象となる。

居宅療養管理指導

きょたくりょうようかんりしどう

management guidance
for in-home care

　通院困難な要支援・要介護者の居宅を医師、歯科医師、薬剤師、歯科衛生士、管理栄養士などが訪問し、計画的かつ継続的な医学的管理に基づいて心身の状況、環境等を把握して介護方法の指導・助言を行うこと。管理栄養士は、医師の指示に基づき具体的な献立に従って実技を伴う指導を行う。居宅療養管理指導料は、通院困難な要支援・要介護者の同意を得て居宅を訪問し、指導を行った場合、月2回を限度

表 7e 児童福祉施設の種類

施設の種類	規定法令	施設の概要	栄養士の配置
助産施設	児童福祉法第36条	保健上必要があるにもかかわらず、経済的理由により、入院助産を受けることができない妊産婦を入所させて、助産を受けさせることを目的とする施設。	医療法に準ずる
乳児院	児童福祉法第37条	乳児（保健上、安定した生活環境の確保その他の理由により特に必要のある場合には、幼児を含む）を入院させてこれを養育し、あわせて退院した者について相談その他の援助を行うことを目的とする施設。	必置（10人以上）
母子生活支援施設	児童福祉法第38条	母子家庭の母と子を入所させて、これらの者を保護するとともにこれらの者の自立の促進のためにその生活を支援し、あわせて退所した者について相談その他の援助を行うことを目的とする施設。	
保育所	児童福祉法第39条	保護者の委託を受けて、保育に欠けるその乳児または幼児を保育することを目的とする施設。	
幼保連携型認定こども園	児童福祉法第39条の2	満3歳以上の幼児に対する教育と、保育を必要とする乳児、幼児に対する保育を一体的に行い、これらの乳児または幼児の健やかな成長が図られるよう適当な環境を与えて、その心身の発達を助長することを目的とする施設。	
児童厚生施設	児童福祉法第40条	児童遊園、児童館等児童に健全な遊び場を与えて、その健康を増進し、または情操を豊かにすることを目的とする施設。	
児童養護施設	児童福祉法第41条	保護者のない児童、虐待されている児童、その他養護を要する児童を入所させて、これを養護し、あわせて退所した者に対する相談その他の自立のための援助を行うことを目的とする施設。	必置（41人以上）
福祉型障害児入所施設	児童福祉法第42条	障害児を入所させてこれを保護し、日常生活の指導及び独立自活に必要な知識技能を与えることを目的とする施設。	必置（41人以上）
医療型障害児入所施設	児童福祉法第42条	障害児を入所させてこれを保護し、日常生活の指導、独立自活に必要な知識技能の付与及び治療を目的とする施設。	医療法に準ずる
福祉型児童発達支援センター	児童福祉法第43条	障害児を日々保護者の下から通わせて、日常生活における基本的動作の指導、独立自活に必要な知識技能の付与または集団生活への適応のための訓練を行う施設。	必置（41人以上）
医療型児童発達支援センター	児童福祉法第43条	障害児を日々保護者の下から通わせて、日常生活における基本的動作の指導、独立自活に必要な知識技能の付与または集団生活への適応のための訓練及び治療を行う施設。	医療法に準ずる

施設の種類	規定法令	施設の概要	栄養士の配置
児童心理治療施設	児童福祉法第43条の2	軽度の情緒障害を有する児童を、短期間入所させ、または保護者の下から通わせて、その情緒障害を治し、あわせて退所した者について相談その他の援助を行うことを目的とする施設。	必置
児童自立支援施設	児童福祉法第44条	不良行為をし、またはするおそれのある児童などを入所させて、または保護者の下から通わせて、必要な指導を行い、その自立を支援し、あわせて退所した者について相談その他の援助を行うことを目的とする施設。	必置（41人以上）
児童家庭支援センター	児童福祉法第44条の2	地域の児童の福祉に関する各般の問題につき、児童、母子家庭その他の家庭、地域住民その他からの相談に応じ、必要な助言、指導を行い、あわせて児童相談所、児童福祉施設等との連絡調整その他、厚生労働省令の定める援助を総合的に行うことを目的とする施設。基本的に他の児童福祉施設に併設される。	

に算定できる。

在宅患者訪問褥瘡管理指導料

ざいたくかんじゃほうもんじょくそうかんりしどうりょう

bedsore management fees in domiciliary care setting, domiciliary bedsore management fees

在宅で療養する患者の同意を得て、当該医療機関の医師、看護師と管理栄養士から構成される在宅褥瘡対策チームが、褥瘡管理に関する計画的な管理指導を行った場合に診療報酬として算定される費用。チームの常勤医師か看護師は在宅褥瘡管理者でなければならない。初回のカンファレンスから起算して6か月以内に限り、2回に限り算定できる。チームの指導方針を決定する初回カンファレンス後、チームの各構成員は月1回以上患者を訪問し、計画的な管理指導を実施する。その際、在宅患者訪問栄養食事指導を算定でき

る。3か月以内に方針見直しのための評価カンファレンスを行う。

在宅配食サービス

ざいたくはいしょくさーびす

food delivery service

身体上の理由により調理が困難で食事の確保が難しい人に提供する配食サービス。老人福祉施策の一環で、運営母体は市町村であり、適切な運営が可能であると認められた介護保険施設、介護老人福祉施設、民間企業、NPOボランティア団体などが行う。

児童福祉施設

じどうふくししせつ

child welfare facility

児童福祉法に基づいて児童福祉に関連する事業を行う施設（**表7e**）。満18

歳未満の児童が対象である。児童福祉施設の設備及び運営について、児童福祉施設最低基準が定められている。「児童福祉施設における「食事摂取基準」を活用した食事計画について」（令和2・3・31 子母発 0311 第1号）には、食事計画の基本的考え方、食事計画の策定や食事計画の実施上の留意点などが示されている。

社会福祉施設
しゃかいふくししせつ

social welfare facility

身体的、知的障害をもつ人や児童、高齢者など、社会的援助を必要とする人々を通所または入所させて、援護、育成、更生を図るための施設の総称。社会福祉法によって規定されている。
→社会福祉法

社会福祉法
しゃかいふくしほう

Social Welfare Act

社会福祉を目的とする事業や活動（社会福祉事業）の種別、事業主体（社会福祉法人）に関する共通項目を定め、社会福祉の推進を目的とする法律。

社会福祉に関連する、生活保護法、児童福祉法、身体障害者福祉法、知的障害者福祉法、母子及び父子並びに寡婦福祉法、老人福祉法の6つを社会福祉六法という。

障害者施設
しょうがいしゃしせつ

facility for people with disabilities

生活保護法、及び障害者総合支援法に基づいて、身体的、知的または精神的に障害がある18歳以上の人々に対し、生活援助、治療、訓練などを行う施設（表7f）。

障害者総合支援法
しょうがいしゃそうごうしえんほう

Comprehensive Support for Persons with Disabilities Act

障害者の日常生活及び社会生活を総合的に支援するための法律。社会参加の機会の確保、地域社会における共生、社会的障壁の除去等を基本理念とし、身体障害、知的障害、精神障害など障害の種別を越えて共通の施策を定めた法律。2013（平成25）年4月施行。

スマイルケア食
すまいるけあしょく

smile care foods

農林水産省が健康寿命延伸を目的として、いわゆる介護食の枠組みを整理したもの。スマイルケア食のマークは、「青：健康維持上栄養補給を必要とする人向けの食品」、「黄：嚙むことが難しい人向けの食品」、「赤：飲み込むことが難しい人向けの食品」の3種類があり、利用者の状態に応じた介護食品の選択に寄与する。
#介護食

表 7f 障害者施設の種類

施設の種類	規定法令	施設の概要	栄養士の配置
救護施設	生活保護法第 38 条	身体的または精神的に著しい障害があるために、日常生活を営むことが困難な要保護者を入所させて生活扶助を行う施設。	必置
更生施設	生活保護法第 38 条	身体的または精神的に障害があるために、日常生活を営むことが困難な要保護者を入所させて養護し指導を行う施設。	必置
障害者支援施設	障害者総合支援法第 83 条	身体障害、知的障害等、利用者の障害の特性に応じた施設障害福祉サービスを提供する施設。	規程はない*

注)*栄養士配置加算が基本報酬に組み込まれ、管理栄養士もしくは栄養士が配置されない場合、または配置されている管理栄養士、栄養士が常勤でない場合には減算される。

摂食・嚥下障害
せっしょく・えんげしょうがい

dysphagia, swallowing disorder, chewing and swallowing problems

食べること全般を摂食といい、加齢による機能低下や脳血管疾患の後遺症によって生じる障害を摂食機能の障害という。一方、加齢による歯の欠損、唾液分泌量の低下、嚥下反射の低下により飲み込みがうまくできないことを嚥下障害といい、これらをあわせた障害。摂食・嚥下障害により食べ物が気管に入ってしまうことを、誤嚥という。

短期入所サービス
たんきにゅうしょさーびす

short stay service at facility

要介護者が可能な限り、その居宅において自立した日常生活を営むことができるように定められた在宅系サービスのうち、短期間入所して利用するサービス。短期入所生活介護（福祉系ショートステイ）、短期入所療養介護（医療系ショートステイ）があり、日常生活の介護や機能訓練等のサービスを受ける（表7g）。

地域包括ケアシステム
ちいきほうかつけあしすてむ

regional comprehensive care system

要介護状態になっても、住み慣れた地域で自分らしい生活を最後まで続けることができるよう地域内で助け合う体制。それぞれの地域に応じた医療・介護・予防・住まい・生活支援が一体的に提供される体制を構築させること。介護保険制度と医療保険制度の両面から生活者を支援する。

表 7g　介護保険サービスの種類（抜粋）

サービスの種類			施設名	規程法令等
居宅サービス	訪問サービス	訪問介護（ホームヘルプサービス）		介護保険法第8条、8条-2、40条、41条-4、42条-1-2、52条、53-2、74条-1・2 指定居宅サービス等の人員、設備及び運営に関する基準 指定居宅サービスに要する費用の額の算定に関する基準
		訪問入浴介護		
		訪問看護		
		訪問リハビリテーション		
		居宅療養管理指導		
	通所サービス	通所介護（デイサービス）		
		通所リハビリテーション（デイケア）		
	短期入所サービス	短期入所生活介護（ショートステイ）		
		短期入所療養介護（ショートケア）		

サービス内容（介護給付）	予防給付の有無	対象者	サービス提供者（サービス拠点）
介護福祉士や訪問介護員（ホームヘルパー）が居宅要介護者の自宅に訪問し、食事・排泄・入浴などの身体介護や、調理・洗濯・掃除などの生活全般の援助を行う。	無	要介護者	介護福祉士、訪問介護員、ホームヘルパー（訪問介護事業所）
車などで浴槽を居宅要介護者宅に運び、入浴の介助を行う。	有	訪問介護での入浴が困難な者	介護福祉士、訪問介護員（訪問介護事業所）
看護師等が居宅要介護者の自宅に訪問し、主治医の指示に基づいて療養上の世話や診療の補助を行う。	有	主治医が訪問看護の必要を認めた者	看護師、保健師 等（訪問看護ステーション、病院、診療所）
理学療法士や作業療法士、言語聴覚士が居宅要介護者の自宅に訪問し、主治医の指示に基づいて、心身の機能の維持回復を図るためのリハビリテーションを行う。	有	主治医が医学的管理に基づくリハビリテーションの必要を認めた者	理学療法士、作業療法士、言語聴覚士（訪問看護ステーション、病院、診療所）
病院等の医師、歯科医師が、居宅要介護者の自宅に訪問し、診療行為など、療養上の管理及び指導を行う。その他、薬剤師、管理栄養士等が行う場合には、医師、歯科医師の指示が必要である。	有	通院が困難な者	医師、歯科医師、薬剤師、管理栄養士 等（病院、診療所、薬局 等）
居宅要介護者に、デイサービスセンター等に通ってもらい、必要な日常生活上の世話や機能訓練、栄養改善・口腔機能向上サービス高齢者同士の交流などを行う。	無	要介護者	介護福祉士、作業療法士 等（老人デイサービスセンター等）
居宅要介護者に、介護老人保健施設や医療機関に通ってもらい心身の機能維持回復を図り、日常生活の自立を助けるための理学療法や作業療法を行う。	有	主治医が医学的管理に基づくリハビリテーションの必要を認めた者	理学療法士、作業療法士、言語聴覚士（介護老人保健施設、病院、診療所等）
居宅要介護者に、特別養護老人ホーム等に短期間だけ入所してもらい、当該施設において、入浴排泄、食事等の介護その他日常生活上の世話や機能訓練を行う。	有	介護者家族の疾病等で介護に一時的な支障が生じた者	介護職員 等（特別養護老人ホーム、養護老人ホーム等）
居宅要介護者に、介護老人保健施設や療養病床の病院、介護医療院等の医療機関に短期間だけ入所してもらい、当該施設において、看護や医療の管理下における介護や機能訓練、医療等を行う。	有	医療上の問題を抱えている者で、介護者家族の疾病等で介護に一時的な支障が生じた者	介護職員、看護職員 等（介護老人保健施設、介護療養型医療施設 等）

サービスの種類			施設名	規程法令等
居宅サービス	生活支援	特定施設入居者生活介護		介護保険法第8条、8条-2、40条、41条-4、42条-1-2、52条、53-2、74条-1・2 指定居宅サービス等の人員、設備及び運営に関する基準 指定居宅サービスに要する費用の額の算定に関する基準
		福祉用具貸与・販売		
		住宅改修		
		居宅介護支援		
地域密着型サービス	訪問サービス	定期巡回随時対応型訪問介護看護（24時間対応）		介護保険法第8条、8条-2、40条、42条-2-2、52条、78条-4-1・2 指定地域密着型サービスの事業の人員、設備及び運営に関する基準 指定地域密着型サービスに要する費用の額の算定に関する基準
		夜間対応型訪問看護		
	通所サービス	地域密着型通所介護		
		認知症対応型通所介護		
	在宅サービス	認知症対応型共同生活介護（グループホーム）		
		地域密着型特定施設入居者生活介護		

サービス内容（介護給付）	予防給付の有無	対象者	サービス提供者（サービス拠点）
有料老人ホーム等に入所している居宅要介護者に対し、当該特定施設が提供するサービス内容計画に基づき行われる入浴、排泄、食事等の介護、機能訓練及び療養上の世話を行う。	有	特定施設に入居している者	介護職員、看護職員等（特定施設：指定を受けた軽費老人ホーム、有料老人ホーム）
居宅要介護者の日常生活上の便宜を図り、機能訓練のために貸与・販売・住宅改修サービス。	有	要介護者がいる家庭	貸与・販売事業者
ケアマネージャーが、居宅要介護者の心身の状況や置かれている環境に応じた介護サービスを利用するためのケアプランを作成し、そのプランに基づいて適切なサービスが提供されるよう、事業者や居宅介護支援との連絡・調整を行う。	有	要介護者がいる家庭	ケアマネージャー、介護支援専門員（地域包括支援センター）
介護福祉士や看護師等が、居宅要介護者の自宅に定期的な巡回訪問又は随時通報を受け、主治医の指示に基づいて、入浴・排泄・食事などの身体介護や療養上の世話や診療の援助を行う。	無	要介護者	訪問介護員、看護師、理学療法士、介護福祉士 等（定期巡回・随時対応型、訪問介護看護事業所）
介護福祉士やホームヘルパー等が、居宅要介護者の自宅に、夜間において定期的な巡回訪問又は随時通報を受け、入浴・排泄・食事などの身体介護を行う。	無	要介護者	訪問介護員、看護師、介護福祉士 等（指定夜間対応型、訪問介護事業所）
居宅要介護者に、デイサービスセンター等（定員18名以下）に通ってもらい、入浴、排泄、食事等の介護その他日常生活上の世話や機能訓練を行う。	無	要介護者	看護職員、介護職員、生活相談員 等（地域密着型通所介護事業所）
認知症である居宅要介護者にデイサービスセンター等通ってもらい、当該施設において入浴、排泄、食事等の介護その他日常生活上の世話や機能訓練を行う。	有	認知症を患った要介護者	看護職員、介護職員、生活相談員 等（認知症対応型通所介護事業所）
認知症である要介護者に対して共同生活を営むべき住居において入浴、排泄、食事等の介護その他日常生活上の世話や機能訓練を行う。	有	認知症を患った要介護者	介護職員 等（認知症対応型共同生活介護事業所）
定員29人以下の有料老人ホーム等の特定施設に入居している要介護者に対して、入浴、排泄、食事等の介護その他日常生活上の世話や機能訓練及び療養上の世話を行う。	無	特定施設に入居している要介護者	看護職員、介護職員、生活相談員 等（地域密着型特定施設、入居者生活介護事業所）

サービスの種類			施設名	規程法令等
地域密着型サービス	在宅サービス	介護 地域密着型介護老人福祉施設入所者生活介護 / 小規模多機能型居宅介護（複合型サービス）		介護保険法第8条、8条-2、40条、42条-2-2、52条、78条-4-1・2 指定地域密着型サービスの事業の人員、設備及び運営に関する基準 指定地域密着型サービスに要する費用の額の算定に関する基準
施設サービス	入所型高齢者施設		介護老人福祉施設 (特別養護老人ホーム)	介護保険法第8条、40条 指定介護老人福祉施設の人員、設備及び運営に関する基準 指定施設サービス等に要する費用の額の算定に関する基準
			介護老人保健施設 (老人保健施設)	介護保険法第8条、40条 介護老人保健施設の人員、設備及び運営に関する基準 指定施設サービス等に要する費用の額の算定に関する基準
			介護医療院	介護保険法第8条、40条 介護医療院の人員、設備及び運営に関する基準 指定施設サービス等に要する費用の額の算定に関する基準
			介護療養型医療施設 (療養病床)	介護保険法第8条 介護療養型医療施設は2023年までに全面廃止

7

特定給食施設

社会福祉施設・介護保険施設給食

サービス内容（介護給付）	予防給付の有無	対象者	サービス提供者（サービス拠点）
定員 29 人以下の特別養護老人ホームに入所する要介護者に対し、地域密着型施設サービス計画に基づき、入浴、排泄、食事等の介護その他日常生活上の世話や機能訓練及び療養上の世話を行う。	無	特別養護老人ホームに入所する要介護者	医師、看護職員、介護職員、生活相談員、栄養士、介護支援専門員 等（地域密着型介護老人福祉施設）
居宅要介護者の選択に応じて、介護等施設への通いを中心として短期間の宿泊や自宅への訪問を組合せ、入浴、排泄、食事等の介護その他日常生活上の世話や機能訓練を行う。	有	居宅要介護者	看護職員、介護職員、介護支援専門員 等（小規模多機能型居宅介護事業所）
入所定員 30 人以上の特別養護老人ホームにおいて、入所する要介護者に対し、施設サービス計画に基づいて入浴、排泄、食事等の介護その他日常生活上の世話や機能訓練、療養上の世話を行う。	無	常時介護を必要とし、居宅において受け入れが困難な要介護者	看護職員 介護職員、生活相談員、栄養士、ケアマネージャー医師 等
入所する要介護者に対し、心身の機能の維持回復を図り、居宅における生活を営めるよう、施設サービス計画に基づいて、看護、医学的管理の下における介護及び機能訓練、医療上の世話を行う。	無	在宅復帰を目指し、リハビリテーションが必要な要介護者	医師、看護職員 介護職員、ケアマネージャー、理学療法士、作業療法士、栄養士、言語聴覚士 等
長期療養が必要な要介護者に対し施設サービス計画に基づいて、看護、医学的管理の下における介護及び機能訓練、医療上の世話を行う。	無	長期療養患者であって、医学的管理が必要な重介護者	医師、看護職員 介護職員、ケアマネージャー、理学療法士、作業療法士、薬剤師、栄養士 等
療養病床等を有する病院や診療所に入院する要介護者に対し、施設サービス計画に基づいて、療養上の管理、看護、医学的管理の下における介護及び機能訓練、医療上の世話を行う。	無	病状が安定している長期療養患者であって、医学的管理が必要な要介護者	医師、看護職員 介護職員、ケアマネージャー、理学療法士、作業療法士、薬剤師、栄養士 等

調理保育

ちょうりほいく

cooking lessons in nursery

保育所における食育の一環として、食を営む力を育成するため、幼児自ら食物の収穫や調理を体験する保育活動の1つ。
＝クッキング保育

通所サービス

つうしょさーびす

in-facilities service

要介護者が可能な限り、その居宅において自立した日常生活を営むことができるように定められた在宅系サービスのうち、日帰りで利用するサービス。通所介護（デイサービス）、通所リハビリテーション（デイケア）、認知症対応型通所介護があり、食事、入浴、機能訓練等のサービスを受ける(**表7g**)。

日常生活動作（ADL）

にちじょうせいかつどうさ（えーでぃーえる）

activity of daily living (ADL)

移動、食事、排泄、入浴、着替、整容（身だしなみ）、意思疎通といった個人の日常生活に関する項目を客観的に評価したもの。基本的な生活活動能力を評価する BADL と、独居での活動能力を評価する AADL がある。

入所型高齢者施設

にゅうしょがたこうれいしゃしせつ

residencial aged care facility

要支援、要介護者等に対し、施設サービス計画に基づいた介護、その他の日常生活の世話、機能訓練、健康管理、療養上の世話等を行う施設（**表7g**）。

保育所給食

ほいくしょきゅうしょく

meal service program for nursery

保育所（**表7e**）を利用する乳幼児に対し提供される給食。月齢・年齢に応じて、調乳、離乳食、幼児食に大別され、幼児食では主として昼食とおやつを提供する。「食事提供の保育所における食事の提供ガイドライン」（平成24年3月 厚生労働省）には、保育所における食事提供の意義、具体的なあり方や評価などが示されている。その他「保育所におけるアレルギー対応ガイドライン」（2019年4月 厚生労働省）、「授乳・離乳の支援ガイド」（2019年3月 厚生労働省）、「外部搬入の実施要件」（児童福祉施設最低基準第32条の2）などを基に適切に実施する。

保育所保育指針

ほいくしょほいくししん

guidelines for child care at day care centers

保育所における保育の内容に関する事項及びこれに関連する運営に関する

事項を定めるものである。指針には、保育所の基本原則、子どもの健康支援や食育推進等の方針などが示されている。食育の推進では、保育所の全体的な計画を基に食事の提供を含む食育計画を作成し、その評価及び改善に努める。

#保育所給食、食育

訪問サービス
ほうもんさーびす

home-visit service

要支援、要介護者が可能な限り、その居宅において自立した日常生活を営むことができるように定められた在宅系サービスのうち、医療・介護にかかわる専門職種が居宅を訪問し行うサービスの総称。訪問介護（ホームヘルプサービス）、訪問入浴介護、訪問リハビリテーション等がある（表7g）。

ユニットケア

unit care

居宅に近い居住環境の下で、居宅における生活に近い日常の生活の中でケアを行うこと。一人ひとりの心身の状況、生活習慣を把握し、対象者のリズムに沿った生活と他の利用者との交流を支援する。

療養食
りょうようしょく

recuperation diet, recovery diet

介護保険施設において、医師の発行する食事箋に基づいて提供される食事。疾病の治療や症状、病態の改善を図ることを目的にしている。療養食加算は、糖尿病、腎臓病、肝臓病、胃潰瘍（流動食を除く）、貧血、膵臓病、脂質異常症、痛風及び特別な場合の検査食の条件を満たした食事が提供された場合に算定される。

→治療食

特定給食施設

社会福祉施設・介護保険施設給食

栄養教諭

えいようきょうゆ

diet and nutrition teacher

教育職員免許法第4条第2項に規定されている教諭資格であり、児童生徒の栄養の指導及び管理をつかさどる教諭。学校給食法第7条に学校給食栄養管理者として、栄養教諭と学校栄養職員を規定している。

→学校給食栄養管理者

学校給食

がっこうきゅうしょく

school lunch program

小学校・中学校の児童生徒、特別支援学校の幼稚部及び高等部の児童生徒、夜間課程を置く高等学校の生徒を対象に、学校教育の一環として栄養管理を実施するプロセスにおいて、食事を提供すること及び提供する食事。

給食提供の形態には、主食、副食（おかず）と牛乳を提供する完全給食のほか、牛乳のみを提供するミルク給食、牛乳と副食（おかず）を提供する補食給食がある。また、主食に米飯を用いるものを米飯給食という。

提供方法は、給食をクラスごとに食缶で配食し、各教室に配る食缶配食を行い、児童生徒が自分たちで盛りつけを行う。

給食にかかる費用は、学校給食法第11条においてその負担区分が定めら

れており、学校給食費として食材料費が保護者の負担となっている。

学校給食衛生管理基準

がっこうきゅうしょくえいせいかんりきじゅん

the Standards of Hygiene Control of School Lunches

学校給食法の規定に基づき、学校給食における衛生管理の徹底を図るための重要事項について示したもの。

学校給食栄養管理者

がっこうきゅうしょくえいようかんりしゃ

school lunch nutritionist

学校給食法によって定められる、義務教育諸学校または共同調理場において学校給食の栄養に関する専門的事項をつかさどるもの。主な職務内容は、学校給食に関する基本計画への参画、栄養管理、学校給食指導、衛生管理、検食、物資管理、調査研究など。学校給食栄養管理者とは、栄養教諭もしくは学校栄養職員（栄養士）を指す。

→栄養教諭

学校給食実施基準

がっこうきゅうしょくじっしきじゅん

Criteria for Provision of School Lunches

学校給食法の趣旨に則り、同法の定める学校給食の実施の適正を期するた

めに定められた実施基準。学校給食の実施の対象、実施回数、供する食物の栄養内容、学校給食施設・設備及び児童または生徒1人1回当たりの学校給食における摂取基準（学校給食摂取基準）が示されている。
→学校給食摂取基準

学校給食指導の手引き
がっこうきゅうしょくしどうのてびき

Handbook on School Lunch Instruction

多様な教育効果をもつ給食指導の充実を図り、生涯において健康で安全な生活を送るための基礎及び個に応じた指導のために作成された手引き。栄養教諭及び学校栄養職員の健康教育における役割、給食指導のねらいなどが記されている。
→栄養教諭

学校給食摂取基準
がっこうきゅうしょくせっしゅきじゅん

Standards of Provision of School Lunches

学校給食におけるエネルギー及び各栄養素の摂取量の基準を示したもの。

学校給食法
がっこうきゅうしょくほう

School Lunch Act

食事についての正しい理解や望ましい習慣を育むと同時に、学校生活を豊かにし、明るい社交性を養うなど、給食を学校教育の一環として捉え、学校給食の普及充実と食育の推進を目的としている法律。

学校生活管理指導表
がっこうせいかつかんりしどうひょう

the school life guidance and management form

アレルギー疾患のある児童生徒に関して、適切な取り組みを行うために、児童生徒に関する詳細な情報を学校の教職員全員で共有するための管理指導表。学校・教育委員会は、学校での取組を希望する保護者に対して毎年管理指導表の提出を求め、保護者は主治医に相談して記載してもらい学校に提出し、学校は保護者と協議し取り組みを実施する。食物アレルギーの児童生徒に対する給食での取組みが必要な場合は、保護者に対してさらに詳細な情報の提供を求め、総合的に活用する。

共同調理場方式
きょうどうちょうりじょうほうしき

central kitchen for school lunch

学校給食において複数の学校の給食を一括して調理し配送する方式。学校内の敷地に調理場がある単独調理場方式に対して、調理工程の合理化を図ることとして、文部科学省がその導入について通知している（昭和60年1月21日文体給第57号）。配送時間がかかるため、調理終了からの温度と時間の管理が重要。
＝センター方式

→単独調理場方式

食育

しょくいく

food education

「食」に関する知識や「食」を選択する能力を習得し、健全な食生活を実践することができる人間を育てること。

食育基本法

しょくいくきほんほう

Shokuiku Basic Act

国民が生涯にわたって健全な心身を培い豊かな人間性を育むために、国、地方公共団体及び国民の取り組みとして、食育を総合的、計画的に推進することを目的としている法律。学校、保育所等における食育の推進（第3章基本的施策、第20条）には地域の特色を生かした学校給食等の実施などが定められている。

単独調理場方式

たんどくちょうりばほうしき

independent kitchen system,
private kitchen system

各施設に給食室を設置して利用者に対して給食を行うこと。学校給食での単独校調理場方式が代表例である。
#自校方式

チームティーチング（TT）

（てぃーてぃー）

team teaching

授業形態の一種。複数の教師がその専門性を調和させながら、児童生徒の授業に当たること。

特別支援学校の幼稚部及び高等部における学校給食に関する法律

とくべつしえんがっこうのようちぶおよびこうとうぶにおけるがっこうきゅうしょくにかんするほうりつ

Act on School Lunch Program for
Kindergarten Section and High School Section
of Schools for Special Needs Education

特別支援学校の幼稚部及び高等部で学ぶ幼児、生徒の心身の健全な発達や国民の食生活の改善を図ることを目的として、学校給食の実施に関する事項を定めた法律。

独立行政法人日本スポーツ振興センター

どくりつぎょうせいほうじんにほんすぽーつしんこうせんたー

Japan Sport Council

体育の振興と児童生徒の健康増進を図るために設立された機関。体育施設の運営とスポーツの振興事業、体育、学校安全及び学校給食の普及充実に関する事業を行う組織。

認定こども園

にんていこどもえん

authorized child institution

満3歳以上の幼児に対する教育と、

保育を必要とする乳児、幼児に対する保育を一体的に行い、乳児または幼児の健やかな成長が図られるよう適当な環境を与えて、心身の発達を助長することを目的とする施設。幼保連携型、幼稚園型、保育所型、地方裁量型などがある。園児への食事の提供義務がある。「幼保連携型認定こども園における食事の外部搬入等について」（平成28・1・18　雇児発0118第3号）では食事の提供に係る留意事項、外部搬入等に係る基本的な考え方、学校の給食施設との共用化などが示されている。

#保育所給食、外部搬入

夜間課程を置く高等学校における学校給食に関する法律

やかんかていをおくこうとうがっこうにおけるがっこうきゅうしょくにかんするほうりつ

Act on School Lunch Program for High School with Night Courses

　働きながら高等学校の夜間課程において学ぶ生徒の健康の保持増進に資するため、適正な夜間学校給食の普及充実を目的とする法律。

ランチルーム

dining room

　学校内に設置された食事専用の部屋。規模やデザインは多様であるが、児童生徒の楽しい食事、教室では実現しにくい特色ある学校給食活動を目的として使用される。

イントラネット

intranet

インターネット標準技術を利用した企業内ネットワーク。社内情報を掲示する場合は、各部署でホームページを作り、そこに情報を載せる。従業員食堂のメニュー表示等にも活用されている。

寄宿舎給食

きしゅくしゃきゅうしょく

food/meal service for dormitories

企業や学校その他の組織体が保有する寄宿舎・寮の入所者に対して提供する食事。

企業の寄宿舎給食は、事業附属寄宿舎規定に基づいて運営され、常時30人以上の労働者を寄宿させる寄宿舎には食堂を設けなければならない（ただし、寄宿舎に近接した位置に労働安全衛生規則の規定による事業場の食堂がある場合においては、この限りではない）。

残業食

ざんぎょうしょく

meals served during overtime work

所定の労働時間を超えて仕事をする場合に、事業主負担で提供される食事。

事業所給食

じぎょうしょきゅうしょく

food/meal service for employees

オフィス・工場・寄宿舎・寮・研修所・官公庁・自衛隊などにおいて、組織体が従業員・職員を対象に福利厚生及び健康管理の一環として、栄養管理を実施するプロセスにおいて食事を提供すること及び提供する食事。

労働基準法、労働安全衛生法、労働安全衛生規則、事業附属寄宿舎規定などの法律に基づいて運営される。組織体の業種・業態によって利用者の性・年齢構成比、身体活動レベルなどが異なり、給食費、食事内容、給食回数、食数規模、献立形態、設備・機器などは各施設によって様々である。提供方式には、定食方式、カフェテリア方式、弁当方式などがある。

＝産業給食
→弁当方式

従業員食堂

じゅうぎょういんしょくどう

staff canteen, employee canteen, canteen

組織体に勤務する従業員が食事をする施設。食事環境としてだけでなく、従業員間のコミュニケーションを通して相互間の親睦を深めることや栄養情報の提供の場としての機能をもつ。

＝社員食堂

トータル・ヘルスプロモーション・プラン（THP）

（てぃーえいちぴー）

Total Health Promotion Plan

　労働者の心身両面の総合的な健康の保持増進を目的として推進されている、厚生労働省の健康づくり事業の名称。実施義務者は事業者である。

　THP のスタッフには、運動指導者、産業栄養指導担当者、産業保健指導担当者などがある。

夜勤食

やきんしょく

night-shift meal

　夜間帯に勤務する従業員に対して提供する食事。

その他の給食

給食センター
きゅうしょくせんたー

catering center

給食を1か所でまとめて調理する場の総称。学校給食の共同調理場方式の施設に関して用いる場合が多いが、弁当工場や、複数の施設に食事を提供する給食受託会社や企業のセントラルキッチンも該当する。

矯正施設給食
きょうせいしせつきゅうしょく

meal service for reformatory facility

拘置所・刑務所・少年刑務所・少年院・少年鑑別所・婦人補導院の収容者を対象に、更生復帰に向けた一環として栄養管理を実施するプロセスにおいて食事を提供すること及び提供する食事。

自衛隊給食
じえいたいきゅうしょく

food/meal service for
the Japan Self-Defense Forces

陸上、海上、航空の3自衛隊隊員を対象に現物給付として、食事を提供すること及び提供する食事。

船舶給食
せんぱくきゅうしょく

food/meal service for mariners

船舶所有者に義務づけられた食事の支給及び支給される食事。乗船中の船員に対して、船員法及び船員法施行規則に定められ、船員は乗船し、航海、荷役、船舶保全、その他の船務に従事する期間中は食料が支給されなければならない。また、水の確保も義務づけられている。

弁当方式
べんとうほうしき

box lunch system

食事を弁当箱に入れて提供する方式。
＝弁当給食

8 その他

内食・中食・外食の定義と概念を中心に、外食、
給食に関連する用語、給食経営管理にかかわる各
種資格をまとめた。

内食・中食・外食

HMR

えいちえむあーる

Home Meal Replacement

Home Meal Replacement の 略。米国において用いられる。家庭での食事を、外部から購入した料理で置き換えること。高級デリカテッセンや食品スーパーが店内にシェフを置き、レストラン並みの料理や惣菜をテイクアウトし、家庭での食卓を構成すること。日本での中食に近い形態。

MS

えむえす

Meal Solution

Meal Solution の略。米国の食品スーパーの団体であるフード・マーケティング・インスティテュート（FMI）が 1996 年に提唱した概念。家庭での食事をスーパーや食品メーカーが代行すること。食品の加工段階により、①RTE（ready to eat＝そのまま食べられる）、②RTH（ready to heat＝温めて食べる）、③RTC（ready to cook＝調理の下ごしらえをした状態）、④RTP（ready to prepare＝調理のための食材料を用意する）の4段階に分かれる。

外食

がいしょく

meal eaten outside the home/
eating out

「日本標準産業分類」（総務省）によると、広義には家庭外の外食事業者が提供する食事と弁当、おにぎり、サンドイッチなどを持ち帰り食する中食が含まれ、狭義には家庭外の飲食店で調理されたものをその店舗内で食する行為及びその食事。外食の形態としては一般的な飲食店や居酒屋、喫茶店での食事、ホテル・旅館の食事、学校・事業所・病院・保育所等での給食がある。また、国民健康・栄養調査のための分類では、外食は、飲食店での食事及び家庭以外の場所で出前をとったり、市販のお弁当を買って食べるなど、家庭で調理せず、食べる場所も家庭でない場合とされている。

→中食

業種

ぎょうしゅ

business types/type of operation

事業の種類のこと。「日本標準産業分類」に従って製造業、建設業、サービス業などと区分する。飲食業では和食、西洋料理、中国料理、すし、そば・うどんなど、提供する料理の種類によって分類することが多い。

その他

内食・中食・外食

(8)

業態
ぎょうたい

type of operation

　事業の形態のこと。業種が「何を売るか」すなわち取り扱う商品の種類で分類するのに対し、「どのように売るか」すなわち販売方法や経営方針で分類したもの。外食産業としては、ファミリーレストラン、ファストフードなどの業態がある。

ケータリング
catering service

　客先のパーティー需要に合わせて、料理や食器などを持ち込んだり、客先の厨房を使って料理を提供、会場の設営、撤去までを行う事業。日本では宅配ピザや宅配すしなど、単に料理を客先に届けることも広義の意味でケータリングとしている。後者の場合、店舗（調理場）では来店客に対して料理を提供しないことが飲食店の出前とは異なる。

食の外部化（率）
しょくのがいぶか（りつ）

outsourcing of cooking

　「食」を家庭内で自ら準備した食材料などを使って調理した食事を食べる（内食）のではなく、外食や中食といった形で食事の準備を外部に依存すること。外部化率は、外食＋中食市場規模を家計の総食料費で除して計算する。
→内食、外食、中食

内食
ないしょく

home meal

　家庭内で、自ら準備した食材料などを使って調理した食事を食べること。家庭で作った弁当などを、家庭外で食べる場合も内食となる。

中食
なかしょく

takeout meal

　百貨店やスーパー、コンビニエンスストア、持ち帰り弁当店などで調理済みの弁当や惣菜を購入し、家庭や職場などでとる食事形態。テイクアウトをしている外食店などから料理やファストフードを買って持ち帰ったり、宅配のピザやすしなどで食事をすませることも中食となる。

ハラール
halal

　イスラム法に照らし合わせて「合法」なもの。非合法なものは「ハラーム」という。「食」に関しては豚肉、アルコールの摂取を禁止している。豚以外の動物でも、アッラー以外の名を唱えて畜殺したもの、絞め殺したもの、撲殺したものなどは「ハラーム」であるとしている。豚は豚骨やブイヨンなども摂取を禁じられ、豚肉と一緒に調理したものは豚肉を取り除いても認められない。豚カツを揚げた油で炒めた野菜なども「ハラーム」である。

ビーガン
vegan

完全菜食主義者。肉や魚といった動物性食品はもちろん、エビやカニなどの甲殻類、カキなども食べない。乳、卵、生クリーム、マヨネーズなども摂取しない。鰹節や煮干しから取った出汁も、動物由来ということで使わない。蜂蜜もミツバチの生産したものを搾取しているということでとらない。
→ベジタリアン

ファストフード
fast food

提供時間が短く、手頃な価格で提供する食品の総称。客はカウンター越しに注文し、その場で商品を受け取る方式が一般的で、テイクアウト比率が高いが喫食場所を持つ店舗も多い。商品を絞り込み、調理の簡便化、マニュアル化が進んでおり、従業員のパート・アルバイト比率が高い。

ファミリーレストラン
family restaurant

米国のコーヒーショップを手本に、家族連れが手頃な価格で、多種類のメニューから選べ、食事を楽しめる場として開発された、テーブルサービス型レストラン。ファミリーレストランという言葉は和製英語。1970年代から、家族単位で生活を楽しむ「ニューファミリー」の増加を背景に、チェーン展開する形で店舗数が急拡大した。

それまでは飲食店としては考えられなかった、郊外の幹線道路沿いの「ロードサイド立地」を開発した。

フードコーディネーター
food coordinator

新しい食の「ブランド」「トレンド」を創る食の「開発」「演出」「運営」のクリエーターのこと。特定非営利活動法人「日本フードコーディネーター協会が認定する。「食の開発」では、食品メーカーの商品、飲食店・給食サービスのメニュー、店舗・厨房デザイン等、「食の演出」では、食品・飲食店などのパブリシティの制作や空間コーディネート、食品の売り方・陳列方法等、「食の運営」ではレストランや飲食小売業の運営手法の開発等を担当する。

フードコート
food court

飲食スペースの中心に多くの座席を配置したセルフサービスの屋内型飲食店のこと。様々な業種の飲食店が座席回りに出店される。料金の精算は各々の店で完結する。米国のショッピングモールや空港などで普及し、わが国では大型ショッピングセンターやテーマパーク、駅ナカなどで見られる。

フードスペシャリスト
food specialist

食の本質が「おいしさ」「楽しさ」

「おもてなし」にあることを学び、食に関する幅広い知識と技術を身につけた食の専門家。公益社団法人「日本フードスペシャリスト協会」が認定する。食品の開発製造、流通、販売、外食などを担う食品産業などで活躍する。

フランチャイズ
francaise chain (FC)

経営のノウハウをもった本部(フランチャイザー)がそれを運営マニュアルにまとめ、屋号や食材料、包材などとともに加盟店(フランチャイジー)に提供し、事業を拡大する手法。加盟店は本部に対し加盟金や指導料(ロイヤリティー)を支払う一方、商標や経営ノウハウが得られ、仕入れ先開拓などの手間が省ける。本部は経営の主要要素であるヒト・モノ・カネを加盟店に依存しながら事業を拡大できるため、自社ですべてを賄う直営に比べ、展開速度を上げることができる。
=フランチャイズチェーン、**フランチャイズ展開**

ベジタリアン
vegetarian

菜食主義者。肉や魚は食べず、穀物や野菜、豆類を主体にした食事をする人。言葉は「新鮮な、元気のある、健全な」という意味のラテン語「vegetus」に由来する。乳や卵の摂取は各人の判断による。動物愛護の観点や畜産が地球環境に与える悪影響(温暖化ガスの排出)が問題視される中、欧米を中心に若者や都市部で、ベジタリアンやビーガン(完全菜食主義者)が増加していると言われている。
→ビーガン

無店舗販売
むてんぽはんばい

non-store retail

店舗をもたずに物品を販売する手法。飲食では移動販売が中心で、石焼きいもが典型的。近年はオフィス街の昼食需要を対象とした弁当やカレー、ホットドッグの移動販売、住宅地やスーパーの駐車場、イベント会場を利用したパンやコロッケ、焼き鳥、クレープの販売など、販売場所や扱う品目が多様化している。また、無店舗販売専門業者が飲食店の軒先と人手を借り、昼に弁当を販売するなどの事例も出てきている。

表 8a　給食経営管理にかかわる各種資格

NR・サプリメントアドバイザー	●消費者に対して保健機能食品、サプリメントについて、専門的観点から個人個人の栄養状態を評価し、適切にアドバイスできる人材の育成を目的として設けられた、(一社)日本臨床栄養協会の認定資格。 ●認定試験のための公認テキスト「NR・サプリメントアドバイザー必携」およびインターネットを活用したオンデマンド方式による通信教育で必要な研修単位を取得し、認定試験を受ける。合格後、認定の有効期間は5年で、必要な研修単位の取得等により更新できる。
健康運動指導士	●保健医療関係者と連携しつつ、個々人の心身の状態に応じた、安全で効果的な運動を実施するための運動プログラムの作成及び実践指導計画の調整等を行う役割を担う者。 ●公益財団法人健康・体力づくり事業財団が行う「健康運動指導士認定試験」に合格し、健康運動指導士台帳に登録された者。 ●受験資格は、公益財団法人健康・体力づくり事業財団が認定する健康運動指導士養成講習会を受講するか、健康運動指導士養成校の養成講座を修了した者。
給食サービス管理士	●公益社団法人日本給食サービス協会の認定を受けた者。給食施設の管理者などのマネジメント能力を向上させて、「健康づくり」、「おいしい食事」、「安全衛生管理」及び「経営管理」の整った給食の提案ができる人材育成を目的としている。 ●受験資格は、講習(スクーリング・通信)後、講習終了の認定を受けて学科試験に合格して審査認定を受けることで与えられる。認定の有効期間は認定から3年間であり、認定講習を受けることで更新できる。
産業栄養指導担当者	●産業医を中核としたスタッフがそれぞれの専門性を生かしつつチームを組んで個人の健康づくりを進める「THP」(トータル・ヘルスプロモーション・プラン)運動を推進するに当たって厚生労働省が定めた専門スタッフ。企業などの健康診断の結果を受けて栄養指導を行う。管理栄養士または栄養士の実務経験2年以上の者が、養成研修を受けることで資格が得られる。 ●専門スタッフには、その他に運動指導担当者、運動実践担当者、心理相談担当者及び産業保健指導担当者などがある。

専門調理師	●調理師法に基づき学科及び実技の技術審査に合格した者。厚生労働大臣が認定証書（専門調理師・調理技能士）を交付する。受験資格は、調理業務に従事した期間が8年以上で、そのうち調理師免許を有していた期間が3年以上の者、または、調理師養成施設において1年以上調理に関する学科を修めた者で実務経験6年以上、そのうち調理師免許を有していた期間が3年以上の者。 ●この国家試験制度は、調理の技術・技能を高め調理師の地位向上を図り、食文化の発展、国民の食生活の向上・改善に寄与することを目的として、1982（昭和57）年に創設された。 ●専門調理師は、実技試験科目の日本料理、西洋料理、麺料理、中国料理、すし料理、給食用特殊料理の合格した名称を用いることができる。
給食用特殊料理 専門調理師	●専門調理師の1つの部門。調理師法に基づく技術審査の実技試験の科目として「給食用特殊料理」が設けられており、これに合格した者。厚生労働大臣が認定証書（給食用特殊料理専門調理師）を交付する。 ＝専門調理師
調理師	●調理師の名称を用いて調理の業務に従事することができる者として、都道府県知事の免許を受けた者。免許の条件は、調理師養成施設において必要な知識、技術を修得した者、または2年以上の調理業務に従事した後、調理師試験に合格した者。

URL https://daiichi-shuppan.co.jp

上記の弊社ホームページにアクセスしてください。

＊訂正・正誤等の追加情報をご覧いただけます。

＊書籍の内容，お気づきの点，出版案内等に関する
お問い合わせは，「ご意見・お問い合わせ」専用フォーム
よりご送信ください。

＊書籍のご注文も承ります。

＊書籍のデザイン，価格等は，予告なく変更される場合
がございます。ご了承ください。

きゅうしょくけいえいかんりようごじてん
給食経営管理用語辞典

平成23（2011）年 11月14日	初 版 第 1 刷 発 行
平成27（2015）年 11月25日	第 2 版 第 1 刷 発 行
令和2 （2020）年 9月18日	第 3 版 第 1 刷 発 行
令和6 （2024）年 2月15日	第 3 版 第 3 刷 発 行

監 修 者	に ほんきゅうしょくけいえいかん り がっかい 日本給食経営管理学会
発 行 者	井 上 由 香
発 行 所	第 一 出 版 株 式 会 社
	〒105-0004 東京都港区新橋5-13-5 新橋MCVビル7階
	電話 （03）5473-3100 FAX （03）5473-3166
印 刷	三 秀 舎
製 本	松 島 製 本

※ 著者の了解により検印は省略
定価は表紙に表示してあります。乱丁・落丁本は，お取替えいたします。

© Nihon kyushoku keieikanri gakkai, 2020

ISBN978-4-8041-1420-0 C1077